DÉVELOPPER ET INTERPRÉTER UNE ÉCHELLE DE MESURE

Massimo Penta
Carlyne Arnould
Céline Decruynaere

Développer et interpréter une échelle de mesure

Applications du modèle de Rasch

MARDAGA

Hayen, 11 - B-4140 Sprimont (Belgique)
D. 2005-0024-12
I.S.B.N. 2-87009-897-9

Préface

Dans les sciences du comportement et plus particulièrement dans les sciences médicales, les chercheurs et les praticiens étudient des variables qui ne se prêtent pas à une quantification directe, qu'il s'agisse de l'émotion, de la douleur, de la dépression, de la qualité de vie, pour ne citer que ces exemples. La mesure de ces variables, encore appelées «variables latentes», est obtenue à partir des réponses aux questions (items) caractérisant la variable d'intérêt. Certains modèles probabilistes rassemblés dans la catégorie générale des Modèles de la Réponse à l'Item (MRI) permettent de convertir les réponses aux items (scores bruts) en mesures linéaires. Les développements théoriques ainsi que les applications des MRI ont été particulièrement stimulés par les travaux du mathématicien danois Georg Rasch. Il fut le premier à utiliser une fonction logistique afin de construire un test psychométrique (Rasch, 1960).

Les auteurs de ce livre ont acquis, au fil des années, une expérience approfondie du modèle de Rasch par la mise en pratique et la divulgation de sa méthode, comme peuvent en témoigner leurs nombreuses publications et communications dans les colloques internationaux.

J'espère que le lecteur appréciera ce livre dont l'objectif premier est de le conduire pas à pas dans la construction et l'interprétation d'une échelle de mesure.

David Andrich – Mars 2005
Professor and Dean, School of Education
Murdoch University
Murdoch, Western Australia

Introduction

La mesure d'une grandeur telle que la longueur d'un objet apparaît comme un acte tout à fait anodin. À l'aide d'une latte graduée, d'un mètre ruban ou d'un décamètre, il suffit d'aligner la graduation «zéro» de l'instrument avec une extrémité de l'objet à mesurer et de lire la graduation située en regard de l'autre extrémité de l'objet. Cette procédure s'applique aussi bien à la mesure de la taille d'un enfant, du diamètre moyen d'une cellule de tissu vivant ou à l'arpentage d'un terrain à bâtir. À l'heure actuelle, ces différentes grandeurs sont mesurées à l'aide d'une seule et unique unité, le mètre; seuls les instruments utilisés sont spécifiques à l'objet de la mesure. Mais il n'en a pas toujours été ainsi (Ministère de l'Industrie et de l'Aménagement du Territoire, 1989; Marquet et coll., 1997). Au XVIIIe siècle, la France comptait plus de 700 unités de mesure différentes. Ces unités variaient d'une ville à l'autre, d'une corporation à l'autre et parfois même selon la nature de l'objet mesuré. Ainsi, par exemple, la superficie des planchers s'exprimait en «pieds carrés» et celle des tapis en «aunes carrées», ce qui rendait toute comparaison extrêmement laborieuse. Source d'erreurs de calcul et de fraudes lors des transactions commerciales, cette diversité portait également préjudice au développement des sciences. Il fallut attendre 1793 pour que le mètre soit défini comme égal à «la dix millionième partie du quart du méridien terrestre». Le mètre concrétisait l'idée d'une unité universelle, qui n'était spécifique à aucun peuple du globe ni à aucune situation de mesure. Le système métrique fut alors institué et, en 1799, un mètre étalon en platine a été déposé aux Archives de la République. Au cours du XIXe siècle, un nombre croissant de pays ont adhéré au système métrique, multipliant ainsi le nombre de copies «exactes» de l'étalon nécessaires à la réalisation d'instruments de mesure. Au cours du XXe siècle, le manque d'uniformité dans l'établissement des copies «exactes» et la précision demandée par certaines mesures scientifiques ont suscité une révision de la définition du mètre à deux reprises. Depuis 1983, le mètre est défini comme égal à «la longueur du trajet parcouru dans le vide par la lumière pendant 1/299792458 de seconde». Cette nouvelle définition offre une meilleure précision et une meilleure garantie d'invariance et de conservation à très long terme.

Le procédé de mesure d'une grandeur telle que la longueur d'un objet repose sur une unité de mesure constante et reproductible, dans l'exemple ci-dessus, le mètre. Cet étalon constitue la base des instruments permettant d'effectuer des mesures en toutes circonstances. Les résultats ainsi obtenus représentent une longueur invariante dans toutes les régions du monde où l'on partage le même système d'unités. Une chronique analogue appartient sans doute à l'histoire du développement de la balance, du chronomètre ou du thermomètre (Choppin, 1985). Dans le domaine des sciences exactes, les méthodes de mesure progressent et les étalons eux-mêmes se renouvellent constamment pour augmenter l'invariance et la précision des mesures.

Dans le domaine des sciences humaines, les problématiques de la mesure sont analogues mais le type des variables considérées est souvent différent. La psychologie, l'éducation, la sociologie ou la médecine, par exemple, s'intéressent principalement à des variables qui ne peuvent pas faire l'objet d'une observation directe. Citons, à titre d'exemple, l'anxiété, l'intelligence, l'altruisme ou la douleur. Ces variables sont appelées des variables latentes, traits latents, attributs ou encore facteurs car elles caractérisent un aspect du sujet de la mesure (généralement une personne) sans pour autant être visibles de l'extérieur. Les variables latentes sont des constructions de l'esprit, abstraites, dont la grandeur peut toutefois être inférée si elles se manifestent de manière concrète (par ex., l'anxiété peut se manifester par des crises de larmes). Dans le cas des variables latentes, la mesure, c'est-à-dire «l'action de déterminer la valeur de certaines grandeurs par comparaison avec une valeur constante de même espèce, prise comme terme de référence (étalon, unité)» (Le petit Robert, 1993), est une opération beaucoup plus complexe car aucun étalon n'est disponible pour la comparaison de ces grandeurs. Dans ce cas, comment est-il possible de mesurer une telle variable?

La mesure d'une variable latente repose sur des principes analogues à ceux de la métrologie, mais les outils de mesure sont différents : il s'agit généralement de questionnaires. Par exemple, une réponse affirmative à l'énoncé «il m'arrive d'être craintif face à une situation imprévue» indique un certain niveau d'anxiété. Une réponse affirmative à l'énoncé «je suis terrorisé face à toute situation imprévue» indique un niveau d'anxiété plus important, mais d'une quantité inconnue. Il reste néanmoins qu'une réponse affirmative aux deux énoncés révèle une anxiété supérieure à une seule réponse affirmative. La mesure d'une variable latente commence par un comptage d'événements discrets (tout comme l'on compte le nombre de graduations métriques qui séparent les deux extrémités d'un objet pour en mesurer la longueur). Mais le comptage n'est pas suffisant car la mesure d'une grandeur nécessite une unité de mesure constante. Dans le cas particulier de l'évaluation de l'anxiété, cette unité représente une quantité d'anxiété constante tout au long de l'échelle de mesure de la variable latente. Une telle unité de mesure peut être établie à l'aide d'un modèle probabiliste connu sous le nom de modèle de Rasch, mathématicien danois du nom de Georg Rasch (1901-1980), auteur de ce modèle dans les années 1950-1960. Ce modèle permet de construire une échelle de mesure continue et linéaire, qui supporte les comparaisons quantitatives, conformément aux critères de mesure propres aux sciences exactes.

Les variables latentes sont généralement évaluées à l'aide de tests ou de questionnaires qui peuvent revêtir différentes formes. Par exemple, le test peut être composé de questions auxquelles le sujet répond par «oui» ou «non», d'énoncés par rapport auxquels le sujet marque son accord sur une échelle à plusieurs niveaux (par ex., «pas du tout d'accord»/«d'accord»/«tout à fait d'accord»), d'épreuves que le sujet peut réussir ou échouer, d'activités dont le sujet doit estimer la difficulté (par ex., «impossible»/«difficile»/«facile»/«très facile»), etc. Les questions d'un test sont généralement appelées les «items»; les réponses possibles sont généralement appelées les «catégories de réponse». Un test peut donc être considéré comme une série d'épreuves (les items) présentant une série de niveaux de réponse préétablis (les catégories de réponse). Dès lors, par analogie aux sciences physiques, il est possible de déterminer la grandeur d'une variable latente en comparant la réponse d'un sujet avec les niveaux de réponses pour chaque épreuve d'un test, pour autant que toutes les épreuves et tous les niveaux de réponses soient de même espèce que la grandeur à mesurer (Rasch, 1960). Le principe de la mesure s'applique à toute variable qui supporte les comparaisons quantitatives (par ex., tel sujet est plus anxieux que tel autre, ou tel sujet est moins indépendant que tel autre).

À l'origine, le modèle de Rasch a été utilisé en psychologie et a trouvé d'autres champs d'application dans les sciences de l'éducation, les sciences médicales et plus largement dans différentes disciplines des sciences humaines. À l'heure actuelle, le modèle connaît un succès croissant. L'*Institue for Objective Measurement* (IOM, www.rasch.org), basé à Chicago, est chargé de promouvoir la théorie et les applications du modèle. Fondé en 1996, l'IOM compte à ce jour plus de 200 membres aux quatre coins du globe et plusieurs bureaux représentatifs aux États-Unis, en Australie, en Europe, en Asie et en Russie.

L'objectif de cet ouvrage est de fournir à tous, chercheurs et praticiens, les outils pour construire un instrument de mesure d'une variable latente. Alternativement, cet ouvrage permettra à tout utilisateur d'échelles existantes de comprendre les fondements d'une mesure objective en vue d'une interprétation quantitative. Les trois premiers chapitres présentent le contexte théorique en décrivant l'élaboration d'un test, le modèle de Rasch et les critères que doit vérifier une mesure objective. Les trois chapitres suivants décrivent la mise en œuvre arithmétique, la vérification des critères de mesure et l'appréciation de la qualité d'un test. L'analyse proprement dite est généralement réalisée à l'aide de logiciels spécifiques, dont les principaux indicateurs sont présentés. Le chapitre 7 présente un exemple concret du développement d'une échelle de mesure. Tout au long de l'ouvrage, le corps du texte présente les concepts généraux. Certaines questions spécifiques ou certains développements arithmétiques sont traités en encart offrant une explication plus détaillée. Enfin, le texte est agrémenté d'exemples concrets et chaque chapitre est clôturé par une série d'exercices résolus.

Chapitre 1
Les premières étapes vers une échelle de mesure : l'identification, l'observation et l'évaluation de la variable

Au cours d'une discussion de cas cliniques ou lors d'une délibération sur la valeur des étudiants, il n'est pas rare de soutenir que tel patient ou tel étudiant est plus ou moins performant par rapport à tel autre. Dans le cadre d'une discussion de cas cliniques, il arrive de comparer la capacité fonctionnelle des patients. Dans le cas d'une délibération, il arrive de comparer la valeur littéraire des étudiants. Dans les deux cas, nous comparons de manière quantitative un attribut des personnes (par ex., leur capacité fonctionnelle), même si ces personnes ont par ailleurs peu d'autres attributs en commun. Si la nature d'une personne est complexe et certainement multidimensionnelle, toute comparaison quantitative doit être restreinte à un seul aspect de cette nature, soit à un seul attribut de la personne (Thurstone, 1928a). La première condition pour le développement d'une échelle de mesure est donc de spécifier la variable à mesurer et de s'y limiter. Dans les paragraphes qui suivent, nous utiliserons l'exemple de la «capacité locomotrice» pour illustrer les premières étapes de l'élaboration d'une échelle de mesure.

Si nous considérons la capacité locomotrice d'un individu, c'est-à-dire sa capacité à se mouvoir, à se déplacer d'un lieu à un autre, nous pouvons imaginer des niveaux allant d'une capacité locomotrice infiniment petite à une capacité locomotrice infiniment grande. Nous pouvons, par exemple, situer à une extrémité une personne paralysée et incapable de se déplacer et situer, à l'autre extrémité, un champion olympique pulvérisant le record du 400 mètres haies. Une gamme infinie est inclue entre les deux extrémités de l'échelle et représente par exemple la capacité locomotrice d'un enfant se déplaçant à 4 pattes, d'un adolescent marchant avec une béquille ou d'un homme d'affaire courant pour ne

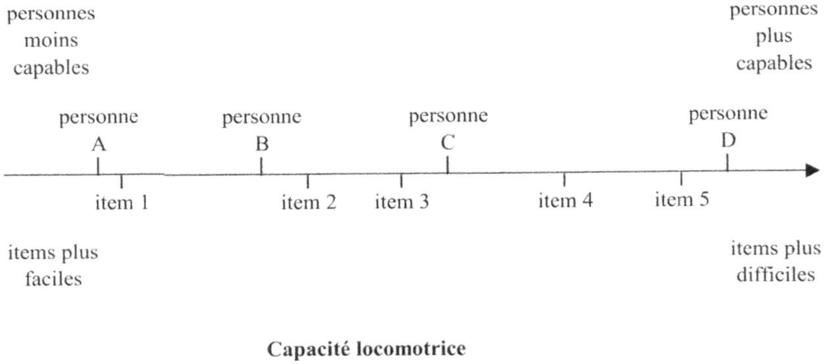

Figure 1.1 – Représentation de la variable «capacité locomotrice». Plus la capacité locomotrice d'une personne est élevée, plus elle est localisée à droite sur l'échelle. Les items qui constituent un test de capacité locomotrice sont localisés sur le même axe. Plus un item est difficile, plus il est localisé à droite sur l'échelle, et plus la capacité locomotrice nécessaire pour le réussir est élevée. Ainsi, la personne C devrait être capable de réussir les 3 items les plus faciles et devrait être incapable de réussir les 2 items les plus difficiles. De même, l'item 2 devrait être réussi par les deux personnes les plus capables (C et D) et échoué par les deux personnes les moins capables (A et B).

pas manquer son train. La gamme de capacité locomotrice peut donc être représentée sur une ligne dont une extrémité représente les valeurs les plus faibles et l'autre représente les valeurs les plus élevées. La localisation de chaque personne le long de l'axe ainsi défini représente la valeur de sa capacité locomotrice (figure 1.1). L'échelle de mesure proprement dite est matérialisée par une série de situations ou de questions, les items, qui évaluent la capacité locomotrice du sujet, comme par exemple «Marcher 100 mètres sur terrain plat». Les items d'un test impliquent différents niveaux de capacité locomotrice de manière à couvrir la gamme de valeurs que l'on souhaite explorer. Plus l'item est difficile, plus il nécessite une capacité locomotrice élevée. Les items les plus faciles peuvent être réalisés par les individus les moins capables. Les items les plus difficiles ne peuvent être réalisés que par les individus les plus capables.

Les paragraphes qui suivent décrivent les premières étapes de l'élaboration d'une telle échelle de mesure, à savoir : l'identification de la variable, la sélection des items, l'observation de la variable et enfin son évaluation. La dernière étape, le processus de mesure proprement dit, fera l'objet du chapitre 2.

1.1. L'identification de la variable et la sélection des items

Le principe même de toute mesure nécessite un continuum linéaire sous-jacent, telle qu'une échelle de longueur, de poids, de température ou d'âge. Dans le cas de la capacité locomotrice, nous pouvons également imaginer une échelle abstraite sur laquelle les différentes personnes sont localisées en fonction de leur capacité locomotrice. Si nous voulons appliquer le principe de la mesure à la capacité locomotrice, il est nécessaire de réduire toute variation qualitative de la capacité locomotrice des personnes à une variation quantitative de leur localisation le long d'un axe gradué (Thurstone, 1928a). Ce processus permet d'exprimer la capacité locomotrice d'une personne par un nombre réel, mesure représentant sa position le long de l'échelle de capacité locomotrice. Toute mesure constitue donc un processus réducteur qui vise à quantifier de manière spécifique un attribut du sujet, de telle sorte que le résultat ne soit pas ou peu influencé ou le moins possible par d'autres attributs du sujet. S'il est possible de comparer différentes personnes en affirmant que telle personne possède une capacité locomotrice «plus grande» ou «plus petite» que telle autre personne, il est possible de représenter cet attribut le long d'un axe gradué.

L'échelle de mesure peut alors être matérialisée par une série d'activités ou de situations, constituant un test pour la mesure de cette variable. La sélection des activités doit être réalisée en gardant à l'esprit l'impératif de quantification car l'ensemble des items va constituer la définition opérationnelle de la variable, c'est-à-dire les graduations de l'échelle. De plus, la plage de mesure souhaitée doit également être déterminée à l'avance. En effet, si l'échelle sous-jacente est infinie, un instrument de mesure possède toujours une plage de mesure finie (tout comme un décamètre, un mètre ruban et un microscope couvrent des longueurs d'ordres de grandeur différents). Dans le cas de la capacité locomotrice, il est possible d'énumérer un large inventaire d'activités, couvrant, par exemple, des niveaux aussi faibles que «marcher à 4 pattes» et aussi élevés que «courir dans les escaliers». Il est toutefois important que chaque item implique une certaine quantité de capacité locomotrice tout en étant indépendant d'autres attributs du sujet ou de l'environnement.

Exemple : Dans le cas de la variable «capacité locomotrice», nous pouvons imaginer un test comprenant les cinq items suivants pour évaluer une personne ayant une mobilité réduite. Il apparaît raisonnable de penser, *a priori*, que les 5 items définissent des niveaux croissants de capacité locomotrice, du plus facile (item 1) au plus difficile (item 5). Toutefois, ce postulat ne sera confirmé que lors du calibrage du test.

1. Marcher sur terrain plat
2. Monter les escaliers en posant deux pieds par marche

3. Monter les escaliers en posant un seul pied par marche
4. Sauter à cloche-pied sur le pied dominant
5. Sauter à cloche-pied sur le pied non dominant

La sélection des items peut s'avérer particulièrement délicate dans le cas de variables dont la nature n'est pas clairement définie. La méthode couramment utilisée consiste à rassembler le plus grand nombre d'items (généralement plus d'une centaine) de manière à couvrir l'entièreté de la plage de mesure envisagée et à contenir les items les plus pertinents et les plus représentatifs par rapport à la variable d'intérêt. Une présélection des items peut être établie sur base d'entretiens avec les sujets visés ou avec des experts en la matière (par ex., personnel soignant, famille, professeur, éducateur) ou également au cours d'une observation directe des sujets. Lors de l'élaboration de la liste des items, certains critères devront être respectés quant au contenu de l'item, à sa longueur, à sa formulation. Nous renvoyons le lecteur aux ouvrages de référence qui présentent ces critères de manière détaillée (Streiner & Norman, 1995; Laveault & Grégoire, 2002). La liste d'items ainsi obtenue constitue la première ébauche du test qui sera soumis aux sujets.

À ce stade-ci, il est possible d'anticiper l'ordre des items le long de la variable qu'ils sont sensés définir. Par exemple, Wright & Master (1982) présentent une méthode de classification des items développée d'après les travaux d'Allport & Hartman (1925) et Thurstone (1928b). Cette méthode consiste à demander à un échantillon de juges de classer chaque item dans l'une des 11 «piles» équidistantes en fonction de la quantité de la variable qu'ils représentent. Les items les plus faciles sont classés dans la première pile et les items les plus difficiles dans la onzième. Le classement moyen d'un item permet d'anticiper sa localisation le long de l'axe de mesure, la dispersion des réponses permet de déterminer la cohérence des juges. Les items les plus incohérents peuvent alors être modifiés ou éliminés d'emblée avant de soumettre le test aux sujets proprement dits. Une fois établi, ce classement préliminaire opéré par les juges pourra être soumis à la calibration du test. Un item ne sera définitivement retenu qu'après avoir calibré le test et vérifié que l'item est ajusté à l'échelle de mesure, comme nous le verrons au chapitre 5.

1.2. L'observation des personnes

Une fois les items rassemblés, la capacité des personnes peut être observée au moyen de différentes procédures. Les méthodes d'observation les plus couramment utilisées sont l'observation qualitative de la performance de la personne, la mesure du temps nécessaire pour réaliser l'item ou encore la perception de la difficulté de chaque item par la personne. Chacune de ces méthodes d'observation est focalisée sur un aspect particulier de la variable mais tend à négliger les autres.

L'observation qualitative de la performance d'une personne est généralement réalisée dans un environnement contrôlé (par ex., un laboratoire clinique) et sur base de critères stricts. La personne réalise activité et l'expérimentateur observe cette activité suivant les critères définis. Souvent, il s'agit de juger de la qualité d'une performance ou de compter le nombre d'erreurs dans la réalisation d'une activité. En milieu scolaire, par exemple, l'institutrice comptera le nombre de fautes de lecture d'un texte standardisé pour évaluer la capacité à lire. Si la personne fournit un effort particulier afin de réaliser l'item au mieux, cette méthode d'observation a tendance à évaluer la performance maximale de la personne plutôt que sa performance habituelle dans la vie de tous les jours. Par contre, si la personne est inhibée par la présence de l'observateur, cette méthode risque de sous-estimer la capacité de la personne.

Exemple : Si nous prenons le premier item du test d'évaluation de la capacité locomotrice «Marcher sur terrain plat», les critères qualitatifs sur lesquels l'observation se base peuvent être l'absence ou la présence de déséquilibres, la régularité de la longueur du pas, le relèvement correct de la pointe du pied lors du passage du pas, etc.

La seconde méthode d'observation consiste à chronométrer le temps nécessaire pour effectuer l'activité. Cette mesure du temps est une méthode d'observation qui présente l'avantage d'une certaine objectivité et une facilité de mise en œuvre : dans le cas de la lecture, le temps mis pour lire un texte; dans le cas de la capacité locomotrice, le temps mis pour parcourir une distance de 10 mètres par exemple. Il faut cependant être prudent dans l'interprétation des chronométrages car une personne qui réalise une activité deux fois plus vite qu'une autre n'a pas forcément une capacité deux fois plus grande. De plus, dans la vie de tous les jours, le temps n'est pas toujours le critère primordial dans la réalisation d'une activité.

Une troisième méthode est l'auto-évaluation des sujets par eux-mêmes. Dans ce cas, les sujets ne réalisent pas l'activité mais fournissent la perception qu'ils ont de leur capacité lorsqu'ils la réalisent. Si cette méthode d'observation est plus sujette à une sur- ou sous-estimation de la capacité réelle de la personne, elle présente l'avantage d'avoir une bonne validité de conséquence car elle reflète la perception du sujet lorsqu'il réalise l'activité dans son environnement quotidien et non dans des conditions de laboratoire. De plus, cette méthode permet aux personnes de fournir une estimation de leur capacité au cours du temps, sans qu'elle ne soit réduite aux conditions particulières de l'évaluation

(Lusardi & Smith, 1997). Cette méthode présente néanmoins le désavantage de ne pas être applicable aux personnes présentant des difficultés cognitives.

L'expérimentateur se retrouve face à un choix de la méthode d'observation sachant que la liste des différentes méthodes présentées ici n'est pas exhaustive (Ziebland et coll., 1993). Le plus souvent, le choix dépendra de la variable d'intérêt et de la finalité du test à construire. Il s'agira de sélectionner la méthode qui permettra de refléter au mieux cette variable.

1.3. L'évaluation de la variable

L'évaluation de la variable consiste à attribuer un score à chaque observation. Le score est une valeur numérique associée à la performance du sujet à un item. Pour réaliser cette opération, un format de réponse doit être mis en place. Il existe différents formats de réponse en fonction de la méthode d'observation utilisée. Si nous considérons l'item «Sauter à cloche-pied sur le pied dominant», l'observation qualitative peut amener à un format de réponse correspondant au nombre d'erreurs observées sur une durée déterminée. Les erreurs pouvant être par exemple la pose du pied opposé au sol ou l'utilisation d'un autre appui. Dans ce cas, plus le nombre d'erreurs est élevé, plus le score est élevé et moins la personne est capable. Pour ce même item, l'expérimentateur peut également choisir de chronométrer le temps nécessaire pour sauter à cloche-pied sur une distance donnée et attribuer un score en fonction du temps mis pour parcourir la distance. Dans la majorité des situations expérimentales, les formats de réponse peuvent être ramenés à un format dichotomique ou polytomique tels qu'ils sont détaillés ci-dessous.

Le format dichotomique

Le format dichotomique est le plus simple. Le choix s'effectue entre «d'accord» ou «pas d'accord», «vrai» ou «faux», «réussi» ou «échoué». Ce format ne permet que deux niveaux de réponse auxquels il est classiquement attribué un score de 0 ou 1. La valeur du score attribué n'a pas d'importance. Généralement, une réponse témoignant d'une quantité plus grande de la variable est associée à un score plus élevé.

Exemple : Les items 1, 2 et 3 du tableau 1.1 présentent un format de réponse dichotomique.

Etes-vous capable de réaliser les activités suivantes?			Oui	Non
1. Marcher sur terrain plat			O	O
2. Monter les escaliers en posant deux pieds par marche			O	O
3. Monter les escaliers en posant un seul pied par marche			O	O
Quelle est la difficulté des activités suivantes?				
4. Sauter à cloche-pied sur le pied dominant				
Impossible	Très difficile	Difficile	Facile	
O	O	O	O	
5. Sauter à cloche-pied sur le pied non dominant				
Impossible	Très difficile	Difficile	Facile	
O	O	O	O	

Tableau 1.1 – Exemple de test de capacité locomotrice.

La figure 1.2 illustre le format de réponse dichotomique pour l'item «Monter les escaliers en posant un seul pied par marche» du test de capacité locomotrice. Les personnes dont la capacité locomotrice est inférieure à la difficulté de l'item (localisées à gauche de l'item) ont plus de chance d'échouer à celui-ci que de le réussir. Les personnes dont la capacité locomotrice est supérieure à la difficulté de l'item (localisées à droite de l'item) ont plus de chance de le réussir que d'y échouer.

Notons que le format dichotomique s'applique également aux items à choix multiple. Dans ce cas, la personne doit choisir la bonne réponse

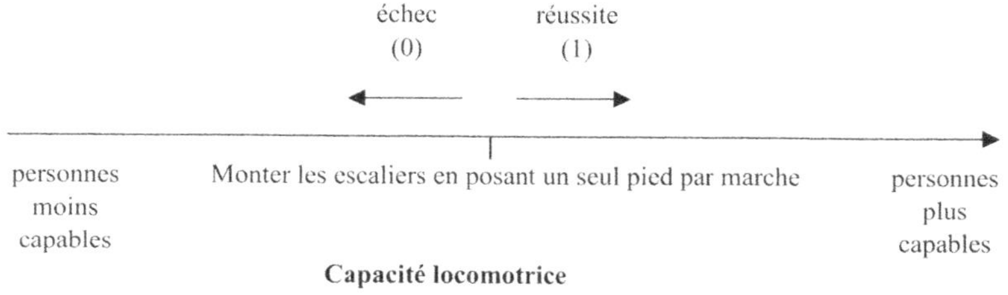

Figure 1.2 – Format de réponse dichotomique. Les personnes ayant une capacité locomotrice plus élevée que celle nécessaire pour «Monter les escaliers en posant un seul pied par marche» (localisées à droite de l'item) sont censées le réussir, les personnes localisées à gauche de l'item sont censées y échouer.

parmi plusieurs propositions, un score de 1 est attribué si la réponse correcte est choisie et un score de 0 pour une réponse incorrecte. Ce format est souvent utilisé en milieu scolaire.

Exemple : Que vaut $\sqrt{169}$?
1. 12 (score = 0)
2. 11 (score = 0)
3. 13 (score = 1)
4. 14 (score = 0)

La réponse 3 est la réponse correcte et se voit attribuer un score de 1; les réponses 1, 2 et 4 sont des réponses incorrectes et se voient attribuer un score de 0.

Le format polytomique

Le format polytomique, aussi appelé polychotomique, permet de donner une réponse plus nuancée. Dans ce cas, le choix s'opère sur plus de deux catégories ordonnées.

Exemple : Les items 4 et 5 du tableau 1.1 présentent un format de réponse polytomique.

En fonction de la nature de la variable, le choix peut s'effectuer entre, par exemple, «pas du tout d'accord», «pas d'accord», «sans opinion», «d'accord», «totalement d'accord» ou encore entre «jamais», «rarement», «parfois», «souvent», «très souvent», etc. Un score numérique peut être attribué à chaque catégorie, classiquement : 0, 1, 2... m-1 (où m représente le nombre de catégories de réponse pour un item). La figure 1.3 illustre le format de réponse polytomique à l'item «Sauter à cloche-

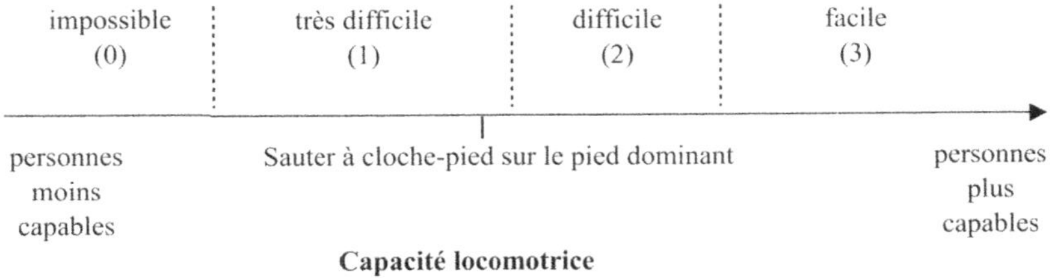

Figure 1.3 – Format de réponse polytomique. Plus la capacité locomotrice d'une personne est élevée, plus l'activité «Sauter à cloche-pied sur le pied dominant» est censée être facile, et plus le score (chiffre entre parenthèses) attribué à la personne est élevé. Un seuil (traits pointillés) est situé au niveau de capacité pour lequel deux catégories de réponses adjacentes ont la même probabilité d'être sélectionnées. La difficulté moyenne de l'item (trait plein vertical) est égale à la difficulté moyenne des seuils.

Encart 1.1 – La résolution de l'évaluation.

Plus nous augmentons le nombre de catégories, plus nous augmentons la résolution de l'évaluation, c'est-à-dire plus nous pouvons nuancer la réponse de la personne. Considérons l'exemple de l'évaluation de la douleur. Si nous demandons aux personnes d'évaluer leur perception de douleur sur une échelle à deux catégories («pas douloureux / douloureux») ou sur une échelle à trois catégories («pas douloureux / légèrement douloureux / fortement douloureux»), nous percevons bien que nous obtiendrons une information plus nuancée dans le second cas.

Néanmoins, ceci n'est vrai que dans certaines limites. En effet, au-delà d'un certain nombre de catégories, la confusion commence à apparaître car les différentes catégories ne peuvent plus être discriminées correctement. À ce moment, l'ajout de catégories supplémentaires n'augmente pas nécessairement la précision des évaluations. Au contraire, si le nombre de catégories proposées est supérieur au nombre de catégories pouvant être discriminées, la catégorie choisie par une personne devient imprévisible, ce qui tend à diminuer la précision de l'évaluation. Par exemple, l'échelle visuelle analogique (EVA) est un outil couramment utilisé dans l'évaluation de la douleur. L'EVA consiste en une droite ancrée à ses extrémités par deux labels: «Pas de douleur» et «La pire des douleurs imaginables».

Pas de douleur |————————| *La pire des douleurs imaginables*

Les personnes doivent marquer leur perception de l'intensité de la douleur par un trait vertical sur cette droite. Les données sur une échelle de ce type sont habituellement enregistrées comme un nombre allant de 0 à 100. Il s'agit donc d'une échelle à 101 catégories. Or, Miller (1956) a estimé que, d'une façon générale, le maximum de niveaux différents que l'être humain peut raisonnablement discriminer pour une variable unidimensionnelle est égal à 7. D'autre part, l'interprétation et l'utilisation de cette échelle peuvent être différente selon l'individu. De plus, l'échelle risque également d'être utilisée différemment par la même personne d'une fois à l'autre, ce qui va entraîner des scores incohérents. Le nombre de catégories d'une échelle de réponse doit donc être adapté à la capacité de discrimination des personnes pour la variable considérée. Dans la plupart des cas, la transformation de ces EVA en échelles à 3 ou 4 catégories permettra d'améliorer la résolution de l'observation sans compromettre sa reproductibilité (Linacre, 1998a).

pied sur le pied dominant». La réponse attendue à cet item dépend de la capacité de la personne et de la difficulté de l'item. La difficulté de l'item est égale à la moyenne des seuils qui séparent deux catégories de réponse adjacentes. Plus la personne a une capacité élevée, plus elle a de chance d'obtenir un score élevé. La réponse de la personne est observée sur quatre niveaux de réponse ordonnés. *A priori*, une capacité locomotrice plus élevée est nécessaire pour répondre «facile» plutôt que «difficile» à un item donné. De même, une capacité locomotrice plus élevée est nécessaire pour répondre «difficile» plutôt que «très difficile», et ainsi de suite. Le format polytomique possède l'avantage d'augmenter la résolution de l'évaluation par rapport à une réponse dichotomique, dans la mesure où les catégories de réponse intermédiaires peuvent être discriminées. Cette notion est détaillée dans l'encart 1.1.

L'évaluation par le score

Une fois qu'une personne a répondu à l'ensemble du test, il est possible de calculer son score total. Le score total d'une personne (r) est obtenu en additionnant les scores de la personne à chacun des items. Ce score total donne une indication sur la capacité de la personne : plus il est élevé, plus la capacité de la personne est élevée. Comme l'indique la figure 1.1, la personne A n'a pas une capacité suffisante pour réussir le moindre item du test; la personne B a une capacité suffisante pour réussir l'item le plus facile du test (item 1); la personne C a une capacité suffisante pour réussir les 3 items les plus faciles (1, 2 et 3) et la personne D, la plus capable, a de fortes chances de réussir tous les items et d'obtenir un score maximum de 5 pour ce test (dans le cas d'items dichotomiques).

De la même manière, il est possible de calculer le score total d'un item (s). Il s'obtient en additionnant le score de chaque personne à cet item. La figure 1.1 indique que l'item 1 est le plus facile; il sera probablement réussi par toutes les personnes excepté la personne A et obtiendra un score total de 3 (dans le cas d'items dichotomiques). L'item 2 est le suivant et sera probablement réussi par les deux personnes les plus capables et obtiendra un score total de 2. L'item 5, le plus difficile, ne sera probablement réussi que par la personne la plus capable, A, et obtiendra un score total de 1. Le score total d'un item donne également une indication de la difficulté de l'item : plus il est élevé et plus l'item est facile.

L'échelle des scores observés satisfait les propriétés d'une échelle ordinale, quel que soit le format choisi, dichotomique ou polytomique. Pour ce type d'échelle, les valeurs numériques sont ordonnées mais il n'y a aucune contrainte sur la distance qui sépare deux valeurs numériques. Dans l'exemple du test de capacité locomotrice, la personne C (score total égal à 3) a une capacité locomotrice plus importante que la personne B (score total égal à 1) mais pas nécessairement trois fois plus importante. Nous pouvons seulement affirmer que la personne C a une capacité locomotrice plus importante que la personne B. En d'autres termes, une échelle ordinale ne fournit aucune garantie en ce qui concerne la linéarité des valeurs. Ce type d'échelle possède des propriétés plus limitées que les échelles utilisées pour la mesure de variables physiques comme la température (échelle d'intervalles) ou la longueur

Encart 1.2 – Les quatre types d'échelle de mesure (Stevens, 1946).

Stevens (1946) définit le processus de mesure dans son sens le plus large comme l'attribution de nombres à des objets ou événements. Cette attribution peut s'effectuer suivant différentes règles. Nous décrivons ci-dessous ces règles d'attribution et les différents types d'échelles qui en découlent.

L'échelle nominale

Dans le cas d'une échelle nominale, un symbole, pouvant être un nombre, est attribué à chaque objet ou personne dans le but de regrouper ceux-ci en fonction d'une caractéristique commune. Ces symboles constituent l'échelle nominale (également appelée échelle de classification ou catégorielle).

Un exemple pour un échantillon de personnes est d'attribuer le nombre 0 aux personnes de sexe masculin et le nombre 1 aux personnes de sexe féminin. Un autre exemple consiste à attribuer un nombre à chacun des participants d'une épreuve sportive dans un but d'identification, par exemple «le coureur numéro 215». Dans ce cas particulier, chaque «groupe» est constitué d'un seul élément.

L'unique propriété de ces échelles est l'équivalence; tous les éléments d'un groupe sont équivalents en ce qui concerne la caractéristique faisant l'objet de la classification. Les nombres ou symboles peuvent être changés sans altérer l'information contenue dans l'échelle. Par exemple, nous pouvons très bien attribuer le nombre 1 aux personnes de sexe féminin et le nombre 2 aux personnes de sexe masculin.

L'échelle ordinale

Dans le cas de l'échelle ordinale, très répandue en sciences humaines, les observations sont ordonnées ou placées en rang.

Nous pouvons reprendre notre exemple de l'évaluation de la capacité locomotrice. Un score de 0 est attribué si l'activité est impossible, un score de 1 si l'activité est très difficile, un score de 2 si l'activité est difficile et un score de 3 si l'activité est facile.

Ces échelles supportent des comparaisons telles que «est plus grand que», «est plus petit que», «est égal à». Toutes les transformations qui préservent l'ordre s'appliquent à ce type d'échelle. Si nous reprenons notre exemple, au lieu d'une échelle 0, 1, 2 et 3, nous pouvons tout aussi bien utiliser une échelle 2, 3, 4 et 5 ou 1, 3, 4 et 7 pour autant que l'ordre soit préservé. Sur ce type d'échelle, les intervalles peuvent être de taille inégale : l'intervalle qui existe entre 2 et 3 n'est pas nécessairement égal à l'intervalle entre 3 et 4. En conséquence, il n'est pas admis d'exprimer la tendance centrale des observations par la moyenne et sa variance.

L'échelle d'intervalles

Une échelle d'intervalles a toutes les caractéristiques d'une échelle ordinale et possède en plus une unité de mesure constante. Dans ce cas, nous pouvons affirmer que la quantité de variable entre 2 et 3 est la même qu'entre 3 et 4. Une autre caractéristique de l'échelle d'intervalles est qu'elle ne possède pas de zéro absolu. Le zéro est placé de manière conventionnelle comme illustré par les échelles de température en degré Celsius ou Fahrenheit. Zéro degré Celsius ou Fahrenheit ne signifie pas l'absence de température mais la différence entre 15°C et 20°C est la même que celle qui existe entre 25°C et 30°C. La même propriété est vraie tout au long de l'échelle. Un autre exemple est celui des calendriers : les intervalles entre les dates sont identiques, l'an zéro est placé de manière conventionnelle et les dates sur un calendrier peuvent être transformées en dates sur un autre calendrier.

Les propriétés de cette échelle autorisent toutes les opérations arithmétiques (addition, soustraction, multiplication et division) sur les différences entre les valeurs de l'échelle. Par exemple, nous pouvons affirmer que la différence entre 15°C et 30°C est trois fois plus grande que la différence entre 35°C et 40°C. Par contre, l'absence d'un zéro absolu n'autorise pas ces mêmes opérations sur les valeurs de l'échelle : nous ne pouvons pas affirmer qu'une température de 30°C (ou 86°F) est deux fois plus chaude qu'une température de 15°C (ou 59°F). Ces opérations sur les différences entre les valeurs de l'échelle permettent d'obtenir la tendance centrale de la population des observations et de l'exprimer par la moyenne et la variance. Ce type d'échelle supporte toute transformation qui préserve l'ordre ainsi que les différences relatives entre les intervalles, tout en tenant compte du caractère conventionnel du point d'origine. C'est pourquoi l'unique transformation possible est une transformation linéaire de la forme x'= ax+b.

Exemple : 1°F = 9/5°C + 32

L'échelle proportionnelle

En plus des propriétés de l'échelle d'intervalles, l'échelle proportionnelle possède une origine absolue indiquant l'absence totale de la variable. Nous retrouvons surtout ce type d'échelle dans le domaine des sciences physiques.

Un exemple de ce type d'échelle est l'échelle de masse : une masse de 0 représente bien l'absence de masse. La présence d'un zéro absolu permet de dire que 40 kilogrammes est bien le double de 20 kilogrammes.

L'échelle proportionnelle permet d'établir des rapports de proportion entre différentes valeurs de l'échelle. Avec ce type d'échelle, les valeurs numériques peuvent être transformées simplement en multipliant chaque valeur par une constante: x'=ax.

Exemple : 1 kg = 2.2046 lb

(échelle proportionnelle). L'encart 1.2 présente les quatre types d'échelles définies par Stevens (1946) qui, de la plus limitée à la plus perfectionnée, sont l'échelle nominale, ordinale, d'intervalles et proportionnelle. Leurs propriétés sont décrites et illustrées à l'aide d'exemples. D'emblée, il est important de noter que les propriétés d'une échelle limitée sont également satisfaites pour une échelle perfectionnée.

En résumé, une mesure linéaire ne pourra être obtenue qu'après avoir transformé l'échelle ordinale en échelle d'intervalles. Le chapitre suivant présente la méthodologie utilisée pour obtenir une mesure linéaire à l'aide du modèle probabiliste de Rasch.

1.4. Résumé

Etapes	Détail	Exemple
Identification	Définition de la variable à mesurer.	Capacité locomotrice
Sélection des items	Mise au point des items qui vont permettre de mesurer la variable.	1. Marcher sur terrain plat 2. Monter les escaliers en posant 2 pieds par marche 3. Monter les escaliers en posant un seul pied par marche 4. Sauter à cloche-pied sur le pied dominant 5. Sauter à cloche-pied sur le pied non dominant
Observation	Choix du critère d'observation de la variable: qualité de la performance, temps nécessaire pour effectuer l'activité, difficulté perçue par la personne,...	Dans notre exemple, nous décidons de prendre en compte la difficulté perçue par la personne
Evaluation	Mise en place d'un format de réponse: dichotomique ou polytomique. Attribution d'un score à chaque catégorie.	Items 1 à 3: format dichotomique: impossible (0) - possible (1) Items 4 et 5: format polytomique: impossible (0) - très difficile (1) - difficile (2) - facile (3)

Tableau 1.2 – Les premières étapes du développement d'un test.

1.5. Exercices

1. En vous inspirant de l'exemple du test d'évaluation de la capacité locomotrice présenté au tableau 1.1, imaginez un questionnaire dans le domaine qui vous intéresse comprenant 4 items. Pour cela, vous devrez définir la variable d'intérêt, sélectionner 4 items représentant des quantités différentes de la variable, sélectionner un procédé d'évaluation des personnes et choisir un format de réponse dichotomique ou polytomique pour les différents items.

2. À quel type d'échelle (nominale, ordinale, d'intervalles ou proportionnelle) correspondent les échelles suivantes :
(a) L'échelle de longueur en mètres.
(b) Le système de groupes diagnostiques des bronchopneumopathies chroniques obstructives (BPCO) : bronchite chronique, emphysème, asthme.
(c) Les numéros de plaques minéralogiques.
(d) Le système de grades militaires : sergent, colonel, général.
(e) Le système monétaire en euros.
(f) Le système des codes postaux.

3. Pour un test de prononciation, un professeur sélectionne 50 mots du dictionnaire et demande aux étudiants de les prononcer.
(a) Quel format de réponse le professeur utilise-t-il s'il évalue le test comme suit :
– 1 : tous les mots sont prononcés correctement;
– 0 : au moins un mot n'est pas prononcé correctement.
(b) Si le professeur compte le nombre de mots correctement prononcés et appelle ce nombre le «score de prononciation», quel type d'échelle utilise-t-il (nominale, ordinale, d'intervalles ou proportionnelle)?

4. Le tableau 1.3 présente les réponses de 10 personnes à un test comprenant 6 items.
(a) Calculez le score total de chaque item et de chaque personne.
(b) Plus le score d'une personne est élevé et plus sa capacité est élevée. Quelle est la personne la plus capable? Quel est l'item le plus difficile?
(c) À quelle type d'échelle ces scores correspondent-ils?

	Items					
Personnes	1	2	3	4	5	6
a	1	1	0	1	1	1
b	0	1	0	0	1	1
c	0	1	0	0	0	0
d	0	1	0	1	1	1
e	1	1	0	0	1	0
f	0	1	0	0	1	0
g	1	1	0	0	1	1
h	1	1	0	1	1	0
i	0	0	0	0	1	0
j	1	1	1	0	1	1

Tableau 1.3 – Matrice des réponses de 10 personnes à 6 items.

1.6. Solutions

2. (a) échelle proportionnelle, (b) échelle nominale, (c) échelle nominale, (d) échelle ordinale, (e) échelle proportionnelle, (f) échelle nominale.
3. (a) dichotomique, (b) ordinale.
4. (a) $r_1 = 5$, $r_2 = 9$, $r_3 = 1$, $r_4 = 3$, $r_5 = 9$, $r_6 = 5$; $s_a = 5$, $s_b = 3$, $s_c = 1$, $s_d = 4$, $s_e = 3$, $s_f = 2$, $s_g = 4$, $s_h = 4$, $s_i = 1$, $s_j = 5$,
(b) personnes a et j, item 3,
(c) une échelle ordinale.

Chapitre 2
Le modèle de mesure Rasch

2.1. Toutes les mesures sont des nombres, mais tous les nombres ne sont pas des mesures

Une fois que les items du test sont définis et que la procédure d'évaluation est déterminée, il est possible de mesurer la variable considérée pour autant que le test vérifie certains critères. Comme nous l'avons vu au chapitre 1, tous les nombres ne possèdent pas les mêmes propriétés. Certains sont utilisés pour classer des objets, d'autres permettent de les ordonner, d'autres encore permettent de calculer des différences, voire des proportions. La question est posée : comment obtenir la mesure d'un attribut d'un sujet à partir de sa réponse à un test? Le simple comptage du nombre d'items réussis ou le score total d'un sujet au test peut servir de base à l'estimation de la mesure du sujet. Toutefois, ce comptage ne peut être considéré comme la mesure elle-même. Une mesure telle que nous la concevons dans cet ouvrage possède une série de propriétés dont les scores bruts ne jouissent pas.

D'après une définition de l'Institute for Objective Measurement (IOM, www.rasch.org), «*objective measurement is the repetition of a unit amount that maintains its size, within an allowable range of error, no matter which instrument, intended to measure the variable of interest, is used and no matter who or what relevant person or thing is measured*»*. Cette définition met en évidence une série de critères nécessaires à une mesure objective. Les paragraphes qui suivent illustrent ces critères à l'aide de l'exemple du test de capacité locomotrice présenté au chapitre 1.

* Traduction des auteurs : «Mesurer de manière objective consiste à répéter une quantité unitaire de grandeur constante, dans des limites acceptables d'erreur, quel que soit l'instrument utilisé pour mesurer la variable d'intérêt et quelle que soit la personne ou la chose mesurée».

Une mesure linéaire

D'après la définition proposée par l'IOM, une mesure objective nécessite une «quantité unitaire de grandeur constante». Les scores totaux, quel que soit l'item ou la personne considéré, sont observés sur une échelle ordinale : plus la capacité du sujet est importante et plus le score est élevé; plus l'item est facile et plus le score est élevé. Les scores totaux peuvent être ordonnés en rang et permettent de comparer des observations en termes de «plus grand que», «plus petit que» ou «égal à», mais ils ne permettent pas les comparaisons quantitatives en termes d'intervalles telles que «une progression de deux unités» ou «trois fois plus petit que». Une grande prudence est de mise lorsque nous devons interpréter les scores totaux obtenus à un test. En considérant la gamme de réponses et de scores possibles à différents items d'un test, nous pouvons avoir l'illusion que les items ont la même pondération dans le score total. Or, la réussite de chaque item nécessite une capacité qui dépend de la difficulté de l'item. Prenons, dans l'exemple du test de capacité locomotrice (*cf.* tableau 1.1), les items «Marcher sur terrain plat» et «Monter les escaliers en posant un seul pied par marche». Ces deux activités représentent des performances de difficulté fort différente. La même gamme de scores leur est attribuée. Or, un score de 1 pour la réussite de chacun des deux items ne correspond pas à une capacité locomotrice identique. De la même manière, pour les items 4 et 5, les catégories de réponse des items sont séparées par des distances inconnues. Il nous est impossible d'affirmer *a priori* qu'un sujet répondant «Facile» (score de 3) plutôt que «Difficile» (score de 2) à l'item «Sauter à cloche-pied sur le pied dominant» a fait la même progression qu'un sujet répondant «Très difficile» (score de 1) plutôt que «Impossible» (score de 0), malgré que le score ait progressé d'un point dans les deux cas. Les scores totaux ne constituent donc pas une mesure au sens où nous l'entendons dans cet ouvrage. Pour réaliser une mesure objective, les scores totaux doivent être transformés afin de pouvoir les localiser sur une échelle linéaire dont l'unité de mesure est constante.

Une mesure continue

La constance de l'unité de mesure repose sur la continuité de l'échelle. Les scores totaux représentent la somme des réponses et constituent par conséquent une échelle discrète. En effet, du score le plus faible au score le plus élevé, la progression se fait par incréments. Dans l'exemple du test de capacité locomotrice, il est impossible d'encoder une capacité intermédiaire à celle nécessaire pour répondre «Oui» plutôt que «Non» à

Encart 2.1 – Un modèle de mesure déterministe ou probabiliste ?

La réponse d'une personne à un item dépend de la capacité de la personne et de la difficulté de l'item, pour autant que l'item se conforme à la variable mesurée. Cette définition est commune à de nombreux modèles de réponse à l'item. Toutefois, elle peut être formulée de manière déterministe ou de manière probabiliste. L'exemple qui suit illustre les principes des deux types de modèle.

Le modèle de Guttman (1944, 1950) est déterministe. Il prévoit qu'une personne ayant une capacité supérieure à la difficulté de l'item doit le réussir et qu'une personne ayant une capacité inférieure doit y échouer; toute autre réponse est considérée comme une incohérence. Par conséquent, si deux personnes ont une capacité différente mais supérieure à la difficulté d'un item il est impossible de les distinguer à l'aide de ce modèle car la réponse attendue est identique pour les deux personnes.

Le modèle de Rasch (1960) est probabiliste. Il prévoit que la probabilité de réussite à un item augmente de manière continue en fonction de la capacité de la personne. Par conséquent, si deux personnes ont une capacité différente mais supérieure à la difficulté d'un item, il est possible de les distinguer à l'aide de ce modèle car leurs probabilités de réussite à l'item sont différentes.

Considérons, à titre d'exemple, la réponse d'un échantillon de 40 personnes à un test composé de 5 items. La difficulté des items est croissante de l'item 1 à l'item 5. La capacité des personnes est distribuée uniformément, de sorte que ¼ de l'échantillon obtient chaque score total possible de 1 à 4. Dans le cas du modèle de Guttman, toutes les personnes ayant le même score total sont censées obtenir la même réponse à chacun des items vu que le modèle est déterministe (*cf.* tableau de gauche). Par conséquent, chacun des items est réussi par toutes les personnes qui possèdent la capacité suffisante pour le réussir, il est échoué par toutes les autres personnes qui n'atteignent pas cette capacité, comme l'illustre la droite en traits discontinus sur le graphe. Dans le cas du modèle de Rasch, différentes combinaisons d'items peuvent être réussis par des personnes ayant le même score total, vu que le modèle est probabiliste (*cf.* tableau de droite). Ainsi, sur les 10 personnes qui obtiennent un score de 3, le modèle prédit que 6 personnes réussissent les 3 items les plus faciles et obtiennent un pattern de réponses identique à celui prédit par le modèle de Guttman; les 4

Modèle déterministe de Guttman

nombre de personnes	items 1	2	3	4	5	score
n = 10	1	1	1	1	0	4
n = 10	1	1	1	0	0	3
n = 10	1	1	0	0	0	2
n = 10	1	0	0	0	0	1

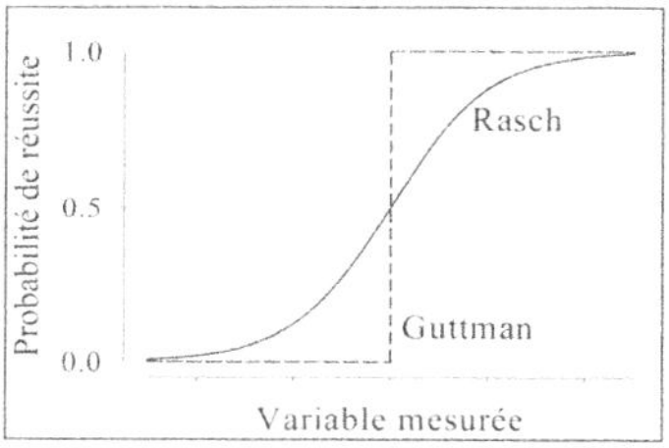

Modèle probabiliste de Rasch

nombre de personnes		items 1	2	3	4	5	score
n = 10	1	1	1	0	1	1	4
	7	1	1	1	1	0	4
	2	1	1	1	0	1	4
n = 10	1	1	0	1	1	0	3
	1	1	1	0	0	1	3
	6	1	1	1	0	0	3
	2	1	1	0	1	0	3
n = 10	1	0	1	1	0	0	2
	1	1	0	0	1	0	2
	6	1	1	0	0	0	2
	2	1	0	1	0	0	2
n = 10	2	0	1	0	0	0	1
	7	1	0	0	0	0	1
	1	0	0	1	0	0	1

autres obtiennent également un score de 3 mais en réussissant une autre combinaison d'items. Dans le cas du modèle de Rasch, la probabilité de réussite d'un item (c'est-à-dire la proportion des personnes qui réussissent l'item) augmente également en fonction de la capacité des personnes. Par exemple, l'item 3 présente une proportion de réussite de 1/10 pour les personnes qui obtiennent un score de 1, 3/10 pour un score de 2, 7/10 pour un score de 3 et 9/10 pour un score de 4. Comme l'indique la courbe sigmoïde, la probabilité de réussite d'un item varie de manière continue et permet de distinguer chaque niveau de capacité sur l'échelle de mesure sous-jacente. La formulation probabiliste du modèle de Rasch assure donc la continuité de l'échelle de mesure.

la question «Êtes-vous capable de monter les escaliers en posant un seul pied par marche?». Cependant, nous pouvons imaginer de nombreux niveaux intermédiaires. En théorie, il en existe une infinité sur une échelle continue. Le score total exprimé sur une échelle discrète doit donc être transformé en mesure objective sur une échelle continue. La continuité de la mesure est assurée par le caractère probabiliste de la formulation du modèle. Comme l'illustre l'encart 2.1, la formulation probabiliste du modèle de Rasch prévoit une évolution progressive et continue de la probabilité de réussite en fonction de la capacité de la personne. C'est précisément cette formulation probabiliste qui permet de distinguer deux personnes quelle que soit leur capacité, et assure la continuité de l'échelle de mesure.

Une mesure objective

Selon l'IOM, une mesure doit être valable «quel que soit l'instrument utilisé pour mesurer la variable d'intérêt et quelle que soit la personne ou la chose mesurée». Cela signifie que la localisation (ou capacité) des personnes doit être indépendante de la localisation (ou difficulté) des items du test, et réciproquement.

Exemple : Reprenons le test de capacité locomotrice et considérons l'item «Monter les escaliers en posant un seul pied par marche», item coté de manière dichotomique. Si la personne est capable de monter des marches de 20 centimètres de haut et qu'elle teste sa capacité sur un escalier dont les marches font 15 centimètres de haut, cette personne parviendra probablement à monter les escaliers et obtiendra un score de 1. Par contre, si la même personne était testée sur un escalier dont les marches font 25 centimètres de haut, elle pourrait ne pas être capable de monter les escaliers et recevrait un score de 0. Les scores totaux dépendent de la difficulté de l'item, or la capacité de la personne est restée la même. De manière similaire, la localisation des items doit être indépendante de la localisation de l'échantillon de personnes évaluées. Reprenons le même exemple et considérons deux personnes, l'une très capable, l'autre très peu capable, qui testent leur capacité à monter un escalier dont les marches font 20 centimètres. La première personne parviendra probablement à monter l'escalier et obtiendra un score de 1. La seconde personne ne parviendra probablement pas à monter l'escalier et obtiendra un score de 0. Le score de l'item indique dans le premier cas que l'item est facile, et dans le second cas que l'item est difficile, or la difficulté de l'item est restée la même. La définition de la mesure impose que la difficulté de l'item soit indépendante de la capacité des personnes testées, et que la capacité de la personne soit indépendante de la difficulté des items constituant le questionnaire.

Cette nécessité, généralement appelée le principe d'objectivité spécifique (Rasch, 1977), traduit l'invariance de la mesure d'une personne par rapport à la difficulté des items utilisés, et *vice versa*. Le qualificatif *objective* de la définition est utilisé en référence à ce principe. La transformation des scores totaux qui permet de déterminer la localisation des personnes et des items sur l'échelle de mesure de la variable doit donc assurer cette invariance. Ce point est développé en détail au paragraphe 3.5.

Les paragraphes qui suivent décrivent une série de modèles qui vérifient les critères d'une mesure objective telle qu'elle est définie par l'IOM. Tous ces modèles sont généralement regroupés sous l'appellation «modèles de Rasch», d'après le nom du mathématicien danois ayant introduit le premier ces modèles. Le modèle dichotomique est le modèle initial introduit par Rasch en 1960 et développé par la suite principalement par Wright (Wright & Stone, 1979). Plus tard, le modèle a été étendu à l'analyse de la réponse à des items de format polytomique. Les modèles polytomiques existent sous deux déclinaisons : le modèle *rating scale* développé par Andrich (1978a) et le modèle *partial credit* développé par Wright & Masters (1982).

Notons également l'existence d'autres types de modèles de Rasch, tels que le modèle du comptage d'événements suivant un processus de Poisson (Rasch, 1960) ou le modèle binomial qui s'applique aux processus de Bernouilli (Rasch, 1972; Andrich, 1978b) et permettent d'obtenir une mesure objective à partir du nombre d'essais fructueux d'une tâche répétitive. Enfin, notons que le modèle probabiliste a également été étendu à des situations où d'autres facettes, outre la capacité de la personne et la difficulté de l'item, déterminent la probabilité de réponse d'une personne à un item : il s'agit du modèle à plusieurs facettes (Linacre, 1989). Ces modèles ne sont pas présentés dans cet ouvrage. Nous renvoyons le lecteur intéressé aux ouvrages de référence pour une présentation et une revue de ces modèles (Rasch, 1960; Wright & Stone, 1979; Wright & Masters, 1982; Andrich, 1988; Linacre, 1989; Bond & Fox, 2001).

2.2 Le modèle dichotomique

La formulation du modèle dichotomique

Le modèle dichotomique est utilisé dans le cas d'items à deux niveaux de réponse, par exemple «oui/non», «vrai/faux», «d'accord/pas d'accord». Habituellement, les réponses sont cotées 0 pour les performances qui dénotent une quantité plus faible de la variable et 1 pour les performances qui dénotent une quantité plus élevée de la variable. Ce modèle formule la probabilité de la réponse x_{ni} (0 ou 1) de la personne n à l'item i en fonction de la capacité de la personne n (β_n) et de la difficulté de l'item i (δ_i). La capacité de la personne est également appelée le paramètre de la personne et la difficulté de l'item est également appelée le paramètre de l'item. Les paramètres des personnes et des items représentent leur localisation sur l'échelle de mesure. Si la capacité de la personne est supérieure à la difficulté de l'item, la probabilité qu'elle réponde correctement à l'item est supérieure à 0.5.

$$\text{Si } (\beta_n - \delta_i) > 0 \quad \text{alors} \quad P_{ni1} > 0.5 \qquad (2.1)$$

où P_{ni1} est la probabilité que la personne n obtienne un score de 1 à l'item i.

Si, par contre, la capacité de la personne est inférieure à la difficulté de l'item, la probabilité que la personne réponde correctement à l'item est inférieure à 0.5.

$$\text{Si } (\beta_n - \delta_i) < 0 \quad \text{alors} \quad P_{ni1} < 0.5 \qquad (2.2)$$

Enfin, dans le cas intermédiaire où la capacité de la personne est égale à la difficulté de l'item, la probabilité que la personne réponde correctement à l'item est égale à 0.5. La probabilité de réussite (P_{ni1}) est égale à la probabilité d'échec ($P_{ni0} = 1 - P_{ni1}$).

$$\text{Si } (\beta_n - \delta_i) = 0 \quad \text{alors} \quad P_{ni1} = P_{ni0} = 0.5 \qquad (2.3)$$

En d'autres termes, le modèle de Rasch formule la probabilité de réussite d'une personne à un item (P_{ni1}) en fonction de la différence entre la capacité de la personne et la difficulté de l'item ($\beta_n - \delta_i$). La probabilité de réussite varie de 0 à 1 tandis que la différence entre la capacité de la personne et la difficulté de l'item peut prendre n'importe quelle valeur entre moins l'infini et plus l'infini. Rasch (1960) utilise une fonction exponentielle de la différence entre la capacité de la personne et la difficulté de l'item. L'expression varie alors entre 0 et plus l'infini :

$$0 \leq \exp\,(\beta_n\text{-}\delta_i) \tag{2.4}$$

Ensuite, l'expression est divisée par un facteur de normalisation $(1 + \exp(\beta_n\text{-}\delta_i))$. Ce procédé de normalisation permet de borner l'expression entre 0 et 1 :

$$0 \leq \left\{ \frac{\exp(\beta_n - \delta_i)}{1 + \exp(\beta_n - \delta_i)} \right\} \leq 1 \tag{2.5}$$

Ce modèle, connu comme le modèle logistique à 1 paramètre, exprime la probabilité pour que la personne n réussisse l'item i :

$$P_{ni1} = \frac{\exp(\beta_n - \delta_i)}{1 + \exp(\beta_n - \delta_i)} \tag{2.6}$$

L'équation (2.6) exprime P_{ni1} comme une fonction logistique de β_n et présente la formulation du modèle de Rasch (*cf.* encart 2.2). C'est probablement ce mathématicien danois qui a le premier utilisé une fonction logistique pour modéliser la réponse d'une personne à un item (Wright & Stone, 1979). Ce modèle peut être énoncé de la manière suivante : la personne n a une certaine probabilité de réussir l'item i et cette probabilité est donnée par l'équation (2.6) (Rasch, 1960).

Il faut noter que les probabilités de réussite et d'échec sont complémentaires : leur somme vaut 1. La probabilité que la personne n échoue à l'item i (P_{ni0}) est donnée par l'équation :

$$P_{ni0} = 1 - P_{ni1} = \frac{1}{1 + \exp(\beta_n - \delta_i)} \tag{2.7}$$

Encart 2.2 – La formulation du modèle dichotomique et la fonction logistique (Rasch, 1980).

Le modèle dichotomique de Rasch, aussi appelé modèle logistique simple, prévoit que la réponse d'une personne à un item est gouvernée par un paramètre caractérisant la personne et un paramètre caractérisant l'item. Définissons les paramètres suivants :

B_n représente le paramètre qui caractérise la personne n, par exemple sa capacité locomotrice;

D_i représente le paramètre qui caractérise l'item i, par exemple sa difficulté, soit la capacité locomotrice minimale nécessaire pour avoir plus de chance de réussir l'item que d'y échouer.

Imaginons à présent deux sujets, le sujet a étant deux fois plus capable que le sujet b; ainsi que deux items, l'item i étant deux fois plus difficile que l'item j, de sorte que :

$B_a = 2\ B_b$ (1)

$D_i = 2\ D_j$ (2)

Si la personne a est deux fois plus capable que la personne b, cette affirmation doit pouvoir être vérifiée pour n'importe quel item caractérisant la variable qui nous concerne. Dès lors, quels que soient les items i et j, pour autant que l'item i soit deux fois plus difficile que l'item j, la probabilité que la personne a réussisse l'item i doit être égale à la probabilité que la personne b réussisse l'item j, étant donné que :

$$\frac{B_a}{D_i} = \frac{B_b}{D_j} \qquad (3)$$

Arrêtons-nous un instant sur ce rapport. L'équation 3 nous indique que la probabilité de réussite d'une personne à un item est gouvernée par le rapport entre la capacité de la personne et la difficulté de l'item, et non par les valeurs de l'un des deux paramètres pris séparément. En d'autres termes, plus la capacité du sujet est élevée par rapport à la difficulté de l'item et plus la probabilité de réussite de la personne à l'item est élevée, et *vice versa*.

> **Exemple** : Si $B_a = 2$ et $D_i = 1$, le rapport $B_a/D_i = 2$ et la personne a aura deux fois plus de chance de réussir l'item i que d'y échouer. De même, si $B_b = 6$ et $D_j = 3$, le rapport $B_b/D_j = 2$ et la personne b aura également deux fois plus de chance de réussir l'item j que d'y échouer. Par contre si $B_c/D_k = 0.5$, la personne c aura deux fois plus de chance d'échouer à l'item k que de le réussir.

Le rapport de vraisemblance de réussite d'une personne à un item (*cf.* encart 2.3) est donc déterminé par le rapport entre la capacité de la personne et la difficulté de l'item, comme l'indique l'équation :

$$\text{Rapport de vraisemblance } \{x_{ni} = 1\} = \frac{B_n}{D_i} \qquad (4)$$

où x_{ni} représente le score obtenu par la personne n à l'item i. La probabilité de réussite de la personne n à l'item i (P_{ni1}) peut donc être déterminée à partir de la relation entre le rapport de vraisemblance d'un événement et sa probabilité, à savoir :

$$\text{Rapport de vraisemblance } \{x_{ni} = 1\} = \frac{P_{ni1}}{1 - P_{ni1}} \qquad (5)$$

Nous pouvons dès lors déterminer la probabilité de réussite de la personne n à l'item i comme étant :

$$P_{ni1} = \frac{\text{Rapport de vraisemblance } \{x_{ni} = 1\}}{1 + \text{Rapport de vraisemblance } \{x_{ni} = 1\}} = \frac{\frac{B_n}{D_i}}{1 + \frac{B_n}{D_i}} \qquad (6)$$

Enfin, si nous posons $\beta_n = \ln(B_n)$ et $\delta_i = \ln(D_i)$, la relation multiplicative entre B_n et D_i peut être transformée en relation additive et la probabilité de réussite devient :

$$P_{ni1} = \frac{\exp(\beta_n - \delta_i)}{1 + \exp(\beta_n - \delta_i)} \qquad (7)$$

où β_n et δ_i représentent la localisation des paramètres sur une échelle linéaire exprimés en logits (*cf.* encart 2.4). Nous retrouvons la formulation du modèle dichotomique présentée à l'équation 2.6.

Les évolutions de la probabilité de réussite (P_{ni1}) et du rapport de vraisemblance de la réussite sont illustrées ci-dessous en fonction de la localisation de la personne par rapport à l'item exprimée sur une échelle proportionnelle (B_n/D_i) et sur une échelle linéaire (β_n-δ_i). Nous y voyons, par exemple, qu'une personne ayant une capacité 5 fois plus grande que la difficulté de l'item a une probabilité de le réussir de 0.83 (et donc une probabilité d'y échouer de 0.17), ce qui correspond à un rapport de vraisemblance de réussite de 5:1 (lu «cinq contre un»), soit 5 fois plus de chances de réussir que d'échouer (0.83/0.17 = 5) et la différence entre β_n et δ_i exprimée sur une échelle linéaire est de 1.6 logit. De même, une personne dont la capacité est égale à la difficulté de l'item aura un rapport de vraisemblance de réussite de 1:1, soit autant de chance de réussir que d'échouer, ce qui correspond à une probabilité de réussite de 0.5, égale à la probabilité d'y échouer et la différence entre β_n et δ_i est nulle de sorte que les paramètres β_n et δ_i ont la même localisation sur l'échelle de mesure linéaire.

La transformation logarithmique des paramètres des personnes et des items est utile pour représenter les paramètres sur une échelle linéaire plutôt que sur une échelle proportionnelle. En effet, sur une échelle proportionnelle la progression des personnes est représentée par un rapport entre les rapports de vraisemblance de réussite. Par contre, sur une échelle linéaire la progression est représentée par la différence entre la localisation des personnes. Par exemple, une personne qui passe d'un rapport de vraisemblance de réussite de 5:1 à un rapport de vraisemblance de réussite de 10:1 fait la même progression qu'une autre personne passant de 10:1 à 20:1. Sur une échelle linéaire, la première personne passe d'une mesure de 1.6 logit (soit un rapport de vraisemblance de 5:1) à une mesure de 2.3 logits, et la deuxième passe de 2.3 logits à 3.0 logits, et les deux progressions identiques sont exprimées par la même valeur de 0.70 logit (soit, 2.3-1.6 ou 3.0-2.3).

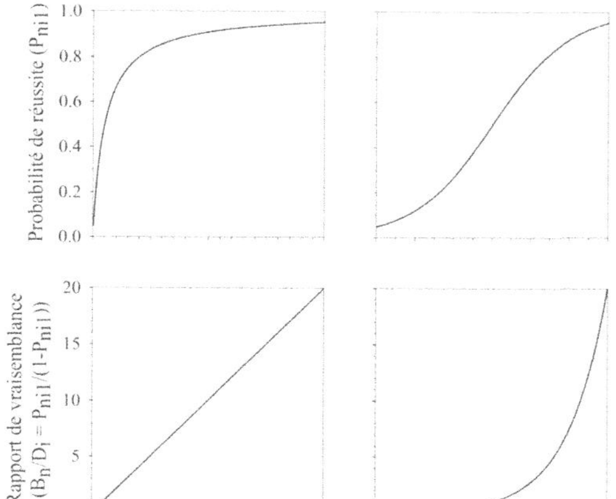

Les deux graphes de gauche montrent que lorsque le rapport de vraisemblance de réussite d'une personne à un item varie de 0 à l'infini, la probabilité de réussite varie de 0 à 1. En outre, la probabilité de réussite d'une personne à un item est exprimée comme une fonction logistique de la capacité de la personne (graphe supérieur droit) qui représente la courbe caractéristique de l'item i. La formulation générique d'une fonction logistique (y) d'une variable indépendante (x) est donnée par :

$$y = \frac{\exp(ax + b)}{1 + \exp(ax + b)} \qquad (8)$$

où a représente l'étalement de la courbe le long de l'axe x et b représente la localisation de la courbe le long de l'axe x. Plus la valeur de a est grande et plus la pente de la courbe est grande, plus la valeur de b est grande et plus la courbe est décalée vers la droite. Le modèle de Rasch formule donc la probabilité de réussite d'une personne à un item comme une fonction logistique de la capacité de la personne pour laquelle la localisation est égale à la difficulté de l'item et la pente est unitaire.

La courbe caractéristique de l'item (CCI) ou la probabilité de réussite (2.7)

À partir de l'équation 2.6, il est possible de calculer la probabilité de réussite pour différentes valeurs de (β_n-δ_i). La relation entre d'une part la différence entre la capacité de la personne et la difficulté de l'item, soit (β_n-δ_i), et, d'autre part, la probabilité de réussite à l'item peut être représentée graphiquement (figure 2.1, courbe en trait plein). La probabilité d'échec (courbe en traits discontinus) est complémentaire à la probabilité de réussite. La projection sur l'axe des abcisses du point d'intersection des deux courbes correspond à la difficulté de l'item et représente le niveau de capacité pour lequel les probabilités de réussite et d'échec sont égales à 0.5. Notons que pour une personne dont la capacité (β_n) est supérieure à la difficulté de l'item (δ_i), la probabilité de réussite est supérieure à 0.5 et *vice versa*. Pour une personne de capacité infiniment plus grande que la difficulté de l'item, la probabilité de réussite tend vers 1; à l'autre extrémité du continuum, la probabilité de réussite tend vers 0.

À partir des probabilités de réussite et d'échec d'un item, il est possible de calculer le score attendu à l'item en fonction de la capacité de la personne. Ce score est égal à la somme des produits de chaque score possible à l'item et de la probabilité correspondante. Nous reviendrons sur ce calcul en détail dans le cadre des modèles polytomiques. Pour l'instant, retenons que le score attendu à un item dichotomique est égal à la probabilité de réussite. La relation entre le score attendu à un item et la mesure de la personne est appelée la Courbe Caractéristique de l'Item (CCI). Dans le cas d'un item dichotomique, la CCI est égale à la probabilité de réussite de l'item (figure 2.1, courbe en trait plein).

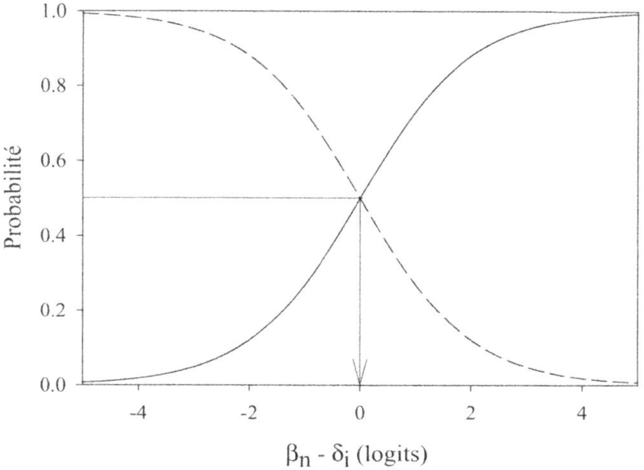

Figure 2.1 – Évolution des probabilités de réussite (courbe en trait plein) et d'échec (courbe en traits pointillés) en fonction de la différence entre la capacité de la personne (β_n) et de la difficulté de l'item (δ_i). La difficulté de l'item (flèche) est définie comme le niveau de capacité pour lequel les probabilités de réussite et d'échec sont toutes deux égales à 0.5. La Courbe Caractéristique d'un Item (CCI) dichotomique correspond à la probabilité de réussite de cet item (courbe en trait plein).

Notons que la courbe caractéristique présentée à la figure 2.1 est générique car elle est identique pour tous les items d'un test dichotomique. En effet, l'abscisse représente la différence entre la capacité de la personne et la difficulté de l'item (β_n-δ_i) et, de ce fait, les courbes caractéristiques de tous les items d'un test sont superposables. La probabilité de réussite vaudra toujours 0.5 lorsque $\beta_n - \delta_i = 0$. Si nous représentons la courbe caractéristique d'un item en fonction de la capacité de la personne (β_n), et non plus en fonction de la différence (β_n-δ_i), alors une courbe parallèle est obtenue pour chaque item. La localisation de la courbe le long de l'axe des abscisses dépend de la difficulté de l'item qu'elle caractérise (*cf.* figure 2.4, A). Plus l'item est difficile et plus sa courbe caractéristique est translatée vers la droite du graphe, autrement dit, une plus grande capacité est nécessaire pour obtenir la même probabilité de réussite. Dans le cas d'items dichotomiques, un test complet donne lieu à un ensemble de courbes caractéristiques parallèles. Pour chaque item, la probabilité de réussite augmente de façon monotone — et la probabilité d'échec diminue de manière concomitante — en fonction de la capacité de la personne.

L'unité de mesure : le logit

Le calcul du rapport de vraisemblance de la réussite (en anglais *odds*) constitue une autre expression de la probabilité de survenue d'un événement. Le rapport de vraisemblance d'un événement est défini comme le rapport entre la probabilité de survenue d'un événement et la probabilité complémentaire de son absence (*cf.* encart 2.3).

Encart 2.3 – Le rapport de vraisemblance (angl. *odds*).

Envisageons l'événement A : obtenir un «6» lors du jet d'un dé. Pour obtenir la probabilité de cet événement, il suffit d'imaginer que le dé est jeté un très grand nombre de fois. Dans ce cas, la probabilité de l'événement est donnée par le rapport entre le nombre de fois où un «6» est obtenu et le nombre de fois où le dé est lancé.

$$P\{A\} = \frac{1}{6}$$

Le rapport de vraisemblance de l'événement A est défini par le rapport entre la probabilité de l'événement A et la probabilité de l'événement complémentaire à A, c'est-à-dire obtenir autre chose qu'un «6». Comme la somme des probabilités de deux événements complémentaires vaut 1, cela implique que la probabilité de l'événement complémentaire à A vaut (1- P{A}). De ce fait, de façon générale, le rapport de vraisemblance est déterminé par le rapport de probabilité suivant :

$$\text{Rapport de vraissemblance}\{A\} = \frac{\{A\}}{1 - \{A\}}$$

Si nous appliquons cette formule à notre exemple :

$$\text{Rapport de vraissemblance}\{A\} = \frac{1/6}{1 - 1/6} = \frac{1}{5}$$

Lorsque nous appliquons cela au modèle de Rasch, l'événement considéré est la réussite du sujet à l'item i et le rapport de vraisemblance de cet événement est défini par le rapport entre la probabilité de réussite P_{ni1} et la probabilité d'échec P_{ni0} :

$$\text{Rapport de vraisemblance } \{x_{ni} = 1\} = \frac{P_{ni1}}{P_{ni0}} = \frac{P_{ni1}}{1 - P_{ni1}} \text{ puisque}$$

$$P_{ni0} = 1 - P_{ni1}$$

Dans le cas du modèle dichotomique, le rapport de vraisemblance de la réussite d'un item est exprimé par le rapport entre la probabilité de réussite et la probabilité d'échec à l'item :

$$\text{Rapport de vraisemblance } \{x_{ni} = 1\} = \frac{P_{ni1}}{P_{ni0}} \quad (2.8)$$

Le logarithme népérien (ln) de ce rapport :

$$\ln\left(\frac{P_{ni1}}{P_{ni0}}\right) = \ln\left(\frac{\dfrac{\exp(\beta_n - \delta_i)}{1+\exp(\beta_n - \delta_i)}}{\dfrac{1}{1+\exp(\beta_n - \delta_i)}}\right) = \beta_n - \delta_i \quad \text{[logits]} \qquad (2.9)$$

est exprimé en logits. Le logit, acronyme de *log-odds unit*, est l'unité de mesure sur l'axe de la variable. Comme l'indique l'équation (2.9), le logit est l'unité probabiliste utilisée pour exprimer la capacité des personnes et la difficulté des items (*cf.* encart 2.4). Une unité logit est définie comme la différence entre la capacité d'une personne et la difficulté d'un item pour laquelle la personne a un rapport de vraisemblance de réussite égale à 2.71:1 (soit exp(1):1). L'échelle de mesure exprimée en logits est une échelle d'intervalles vu qu'une augmentation d'une unité sur l'échelle de capacité augmente le rapport de vraisemblance de réussite par un facteur de 2.71 tout au long de l'échelle. Nous reviendrons sur ce point important au chapitre 3 lorsque nous aborderons la notion de linéarité.

Encart 2.4 – Que représente une unité logit ?

Le logit est une unité probabiliste définie par le logarithme népérien du rapport de vraisemblance d'un événement. Dans le cas du modèle de Rasch, cette unité est utilisée pour exprimer la capacité des personnes et la difficulté des items, c'est-à-dire leur localisation sur l'échelle de mesure de la variable sous-jacente. Mais à quoi correspond un logit? Que représente cette unité?

Si nous considérons la réponse de deux personnes, m et n, au même item i, le logarithme népérien du rapport de vraisemblance de leur réussite peut être formulé comme suit :

$$\ln\left(\frac{P_{ni1}}{P_{ni0}}\right) = \beta_n - \delta_i$$

$$\ln\left(\frac{P_{mi1}}{P_{mi0}}\right) = \beta_m - \delta_i$$

La différence de ces deux logarithmes est obtenue par (2) – (1), soit :

$$\ln\left(\frac{P_{mi1}}{P_{mi0}}\right) - \ln\left(\frac{P_{ni1}}{P_{ni0}}\right) = (\beta_m - \delta_i) - (\beta_n - \delta_i) = \beta_m - \beta_n \qquad \text{[logit]}$$

La dernière expression est applicable quelles que soient les valeurs de β_m et β_n. Dans le cas particulier où la personne m est plus capable que la personne n d'une unité logit exactement, un logit peut être exprimé comme l'augmentation de capacité nécessaire à augmenter le rapport de vraisemblance de réussite d'un item par un facteur de exp(1), soit 2.71. Par analogie, en considérant le rapport de vraisemblance de réussite d'une personne donnée à deux items dont la difficulté diffère d'un logit, il est possible d'exprimer le logit comme la diminution de difficulté d'un item nécessaire à augmenter le rapport de vraisemblance de réussite d'une personne par un facteur de 2.71. Le tableau ci-dessous illustre le rapport de vraisemblance et les probabilités de réussite et d'échec pour différentes valeurs de β-δ. Cela permet d'avoir une idée de la taille d'un logit en termes de probabilités de réussite et d'échec.

	Rapport de vraisemblance	Probabilité de réussite	Probabilité d'échec
β–δ (logit)	P_{ni1}/P_{ni0}	P_{ni1}	P_{ni0}
1	exp(1) = 2.71	exp(1)/(1+exp(1)) = 0.73	1/1+exp(1) = 0.27
2	exp(2) = 7.39	exp(2)/(1+exp(2)) = 0.88	1/1+exp(2) = 0.12
3	20.1	0.95	0.05
4	54.6	0.98	0.2
5	148	0.993	0.7
6	403	0.998	0.002
7	>1000	>0.999	<0.001

2.3. Les modèles polytomiques

Les modèles polytomiques s'appliquent aux items dont le format de réponse est polytomique, par exemple «pas du tout/un peu/beaucoup», «impossible/difficile/facile/très facile». Il s'agit d'une extension du modèle dichotomique. Classiquement, le score attribué à la réponse augmente en fonction de la performance depuis 0 pour une réponse qui dénote une plus petite quantité de la variable jusqu'à m_i-1 pour une réponse qui dénote une plus grande quantité de la variable (m_i étant le nombre de catégories de réponse de l'item i). Un modèle polytomique peut être appliqué à l'analyse des items 4 et 5 du test de capacité locomotrice (tableau 1.1).

Les Courbes de Probabilité des Catégories (CPC)

Si nous considérons un item de difficulté donnée (δ_i), la probabilité de chaque catégorie de réponse en fonction de la différence entre la capacité de la personne et la difficulté de l'item (β_n-δ_i) est présentée à la figure 2.2 (panneau B). Ce sont les courbes de probabilité des catégories (CPC). La réponse la plus probable d'une personne de capacité très faible par rapport à la difficulté d'un item est 0. Pour une personne de

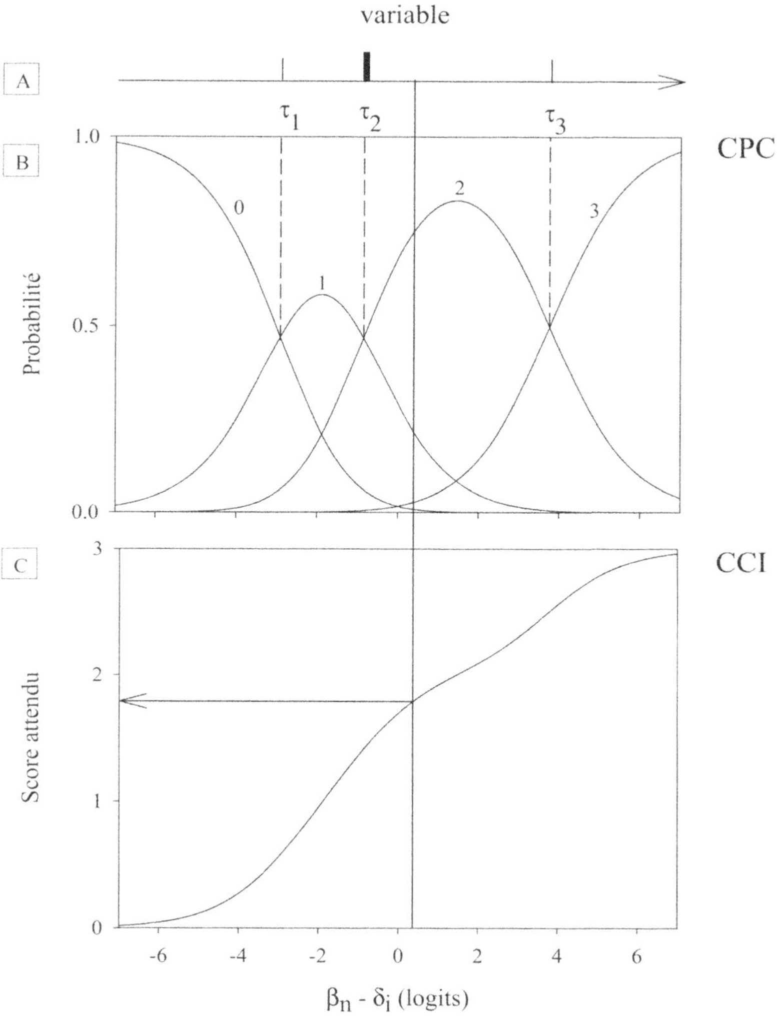

Figure 2.2 – A: Représentation de l'échelle de mesure: les seuils τ_1, τ_2 et τ_3 constituent les graduations de l'échelle (traits fins), la difficulté de l'item (δ_i = 0 logit, trait épais) est définie comme étant la localisation moyenne des seuils. B: Courbes de Probabilité des Catégories (CPC) indiquant la probabilité d'observer chaque catégorie de réponse possible en fonction de la localisation relative de la personne par rapport à l'item (β_n-δ_i). Les seuils (traits discontinus) correspondent à la capacité pour laquelle deux réponses adjacentes sont équiprobables. C: Courbe Caractéristique de l'Item (CCI) indiquant le score attendu à l'item en fonction de la localisation relative de la personne par rapport à l'item (β_n-δ_i). Le trait plein vertical indique la localisation relative d'une personne par rapport à l'item (β_n-δ_i = 0.2 logit). Le score le plus probable pour cette personne est 2. Le score attendu pour cette personne à cet item est de 1.75.

capacité légèrement plus élevée, la catégorie la plus probable est 1. Enfin, pour des personnes de capacité plus élevée, la catégorie la plus probable est 2 voire 3 pour les personnes les plus capables. Plus la capacité de la personne est élevée par rapport à la difficulté de l'item, plus la réponse attendue est élevée. Les seuils (τ_1, τ_2 et τ_3) qui séparent deux catégories de réponse adjacentes sont également localisés sur l'axe de la variable. Les seuils correspondent à la capacité pour laquelle deux catégories de réponses adjacentes ont la même probabilité d'apparition. Les localisations des seuils correspondent aux projections des points d'intersection des courbes de probabilité de deux catégories successives sur l'axe de mesure de la variable (figure 2.2, panneau A). Leur valeur est donc exprimée en logits et ils sont localisés sur le même axe que la capacité des personnes et la difficulté des items. Dans les modèles polytomiques, les localisations des seuils définissent les graduations de l'échelle (traits fins le long de l'échelle de mesure de la variable) et constituent les paramètres qui caractérisent l'item. La difficulté de l'item est définie comme la moyenne des seuils de l'item (trait épais le long de l'échelle de mesure de la variable).

La Courbe Caractéristique de l'Item (CCI)

Étant donnée la probabilité de chaque catégorie de réponse, il est possible de déterminer le score attendu à l'item pour une personne de capacité donnée (figure 2.2, C). Le trait plein vertical de la figure 2.2 indique la localisation relative de la personne n par rapport à la difficulté de l'item i : la capacité de la personne représentée est supérieure à la difficulté de l'item de 0.2 logit. Les CPC (figure 2.2, B) indiquent que le score le plus probable de cette personne est 2, avec une probabilité de 0.72. Cependant, la probabilité d'observer les autres catégories de réponse n'est pas nulle : la personne a une probabilité de 0.01 d'obtenir un score de 0, une probabilité de 0.25 d'obtenir un score de 1 et une probabilité de 0.02 d'obtenir un score de 3. Comme dans le cas du modèle dichotomique, les différentes catégories de réponse possibles sont complémentaires et la somme de leurs probabilités vaut 1. Le score attendu est égal à la somme des produits de chaque score possible et de leur probabilité correspondante. Le score attendu par le modèle pour la personne représentée sur la figure 2.2 vaut $(0 \times 0.01) + (1 \times 0.25) + (2 \times 0.72) + (3 \times 0.02) = 1.75$. Le même calcul peut être effectué pour chaque valeur de β_n. La courbe caractéristique de l'item (CCI, figure 2.2, panneau C) est obtenue en présentant le score attendu à un item en fonction de la capacité de la personne. Pour rappel, dans le cas du modèle dichotomique, le score attendu d'une personne à un item correspond à la probabilité de réussite de cet item.

Le calcul du score attendu pour une personne à un item met en évidence le caractère probabiliste du modèle de Rasch. En effet, imaginons qu'un grand nombre de personnes de même capacité répondent à l'item. La probabilité d'observer chaque réponse correspond à la proportion théorique de personnes qui devraient répondre dans chaque catégorie. Ainsi, si un grand nombre de personnes avaient une localisation de 0.2 logit plus élevée que la difficulté de l'item, nous devrions théoriquement observer un score de 0 pour 1% d'entre elles, un score de 1 pour 25% d'entre elles, un score de 2 pour 72% d'entre elles et un score de 3 pour 2% d'entre elles. Dans le cadre du modèle probabiliste de Rasch la capacité de personnes détermine donc la réponse la plus probable de la personne à un item donné plutôt que la réponse elle-même.

Les seuils centralisés et décentralisés

Les localisations des seuils d'un item polytomique sur l'axe de la variable peuvent être exprimées par des valeurs dites centralisées ou décentralisées. Les seuils centralisés réfèrent à la localisation des seuils d'un item relative à la difficulté moyenne de l'item. Les seuils décentralisés réfèrent à la localisation absolue des seuils le long de l'échelle de mesure de la variable. Les deux expressions de la localisation des seuils d'un item sont illustrées dans le tableau 2.1. Notons que la moyenne des seuils centralisés est nulle, alors que la moyenne des seuils décentralisés est égale à la difficulté moyenne de l'item.

	Localisation de l'item	Moyenne des seuils	Seuils 1	Seuils 2	Seuils 3
Seuils centralisés	3.84	0.00	-2.91	-0.85	3.76
Seuils décentralisés	3.84	3.84	0.93	2.99	7.60

Tableau 2.1 – Localisation des seuils selon un mode centralisé et décentralisé.

La formulation des modèles polytomiques

Les modèles polytomiques constituent une généralisation du modèle dichotomique (équations (2.6) et (2.7)) aux situations où l'item présente plus de deux catégories de réponse. La probabilité (P_{nix}) que la personne n réponde dans la catégorie x à l'item i dépend de la capacité de la personne (β_n), de la difficulté de l'item (δ_i) et de la localisation des seuils (τ_{ij}) entre les catégories de réponses de l'item i :

$$P_{nix} = \frac{\exp\left[x(\beta_n - \delta_i) - \left(\sum_{j=0}^{x} \tau_{ij}\right)\right]}{\sum_{k=0}^{m_i-1} \exp\left[k(\beta_n - \delta_i) - \left(\sum_{j=0}^{k} \tau_{ij}\right)\right]} \tag{2.10}$$

où m_i est le nombre de catégories de réponse de l'item i, τ_{ij} est le $j^{ème}$ seuil de l'item i et, par convention, $\tau_{i0} = 0$ de sorte que $\exp(0(\beta_n-\delta_i)-0) = 1$. L'équation (2.10) présente la formulation du modèle polytomique quel que soit le nombre de catégories. Cette formulation indique que la probabilité d'une réponse donnée fait intervenir tous les seuils d'un item. En pratique, si la personne obtient un score de 0 (valeur de x dans l'équation (2.10)), aucun seuil n'est franchi, aucun seuil n'apparaît au numérateur et le coefficient de (β_n-δ_i) est 0. Si la personne obtient un score de 1, seul le premier seuil est franchi, le premier seuil apparaît au numérateur et le coefficient de (β_n-δ_i) est 1. Le dénominateur est égal à la somme de tous les numérateurs possibles pour un item donné; comme c'est le cas également pour le modèle dichotomique. Il est possible de vérifier que la formulation est bien une généralisation du modèle dichotomique. En remplaçant les valeurs de x par 1 ou 0, pour un item présentant deux réponses possibles ($m_i = 2$), l'équation peut être simplifiée pour obtenir la formulation du modèle dichotomique, soit les équations (2.6) et (2.7) respectivement. Le détail du développement de cette formulation est présenté dans les travaux de Andrich (1978a, 1999, 2002a) et de Wright & Masters (1982).

Les modèles *rating scale* et *partial credit*

Jusqu'ici, nous avons considéré la réponse à un seul item polytomique. Or, un test est généralement constitué de plusieurs items et différentes modélisations sont envisageables. Les items 4 et 5 du test de capacité locomotrice présenté au tableau 1.1 sont cotés sur la même échelle de réponse polytomique. Dans une telle situation, les items peuvent être modélisés de deux façons différentes. Un tel questionnaire peut être modélisé de deux façons. Dans le premier cas, le modèle force tous les items à partager la même structure de réponse. La localisation relative des seuils est identique pour tous les items et les seuils centralisés de tous les items sont identiques. Dans le second cas, la localisation relative des seuils n'est pas la même d'un item à l'autre (malgré que les catégo-

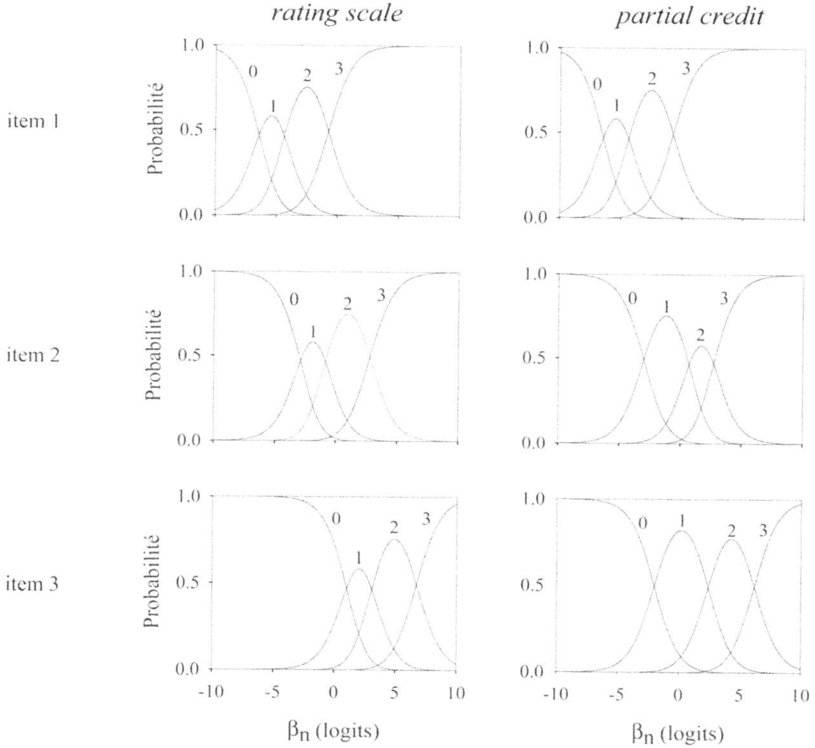

Figure 2.3 – Courbes de probabilité des catégories (CPC) pour trois items analysés avec le modèle *rating scale* (partie gauche) et avec le modèle *partial credit* (partie droite). Les CPC sont représentées pour des items de difficulté croissante ($\delta_1 < \delta_2 < \delta_3$). Dans le modèle *rating scale*, tous les items présentent la même structure de réponse et les mêmes seuils centralisés ($\tau_{11} = \tau_{21} = \tau_{31}$, $\tau_{12} = \tau_{22} = \tau_{32}$, $\tau_{13} = \tau_{23} = \tau_{33}$). Seule la localisation de l'item varie d'un item à l'autre. Dans le modèle *partial credit* chaque item présente sa propre structure de réponse ($\tau_{11} \neq \tau_{21} \neq \tau_{31}$, $\tau_{12} \neq \tau_{22} \neq \tau_{32}$, $\tau_{13} \neq \tau_{23} \neq \tau_{33}$). La localisation des seuils centralisés diffère d'un item à l'autre.

ries de réponse soient identiques) et les seuils centralisés diffèrent d'un item à un autre. Le modèle polytomique utilisé dans le cas où tous les items partagent les mêmes seuils centralisés porte le nom du modèle *rating scale*. Dans les cas où les seuils centralisés varient d'un item à l'autre, le modèle porte le nom de *partial credit*. Les courbes de probabilité des catégories pour trois items analysés d'après les deux modèles sont présentées à la figure 2.3. Dans le cas du modèle *rating scale*, nous observons que les seuils centralisés sont identiques pour les trois items. Seule la localisation moyenne de l'item varie le long du continuum, et plus l'item est difficile plus les CPC sont décalées vers la droite. D'après ce modèle, l'étendue de la plage de capacité (axe des abscisses) pour laquelle une catégorie donnée est la plus probable est la même pour tous les items du test. Dans le cas du modèle *partial credit*, les seuils centralisés sont différents d'un item à l'autre. L'étendue de la plage de capacité pour laquelle une catégorie donnée est la plus probable varie donc d'un item à l'autre.

Il est à noter que tous les items d'un test ne doivent pas forcément partager la même échelle de réponse. Le choix du format de réponse est laissé au concepteur du test. Différents types d'items peuvent être combinés au sein d'un même test, par exemple une série d'items polytomiques et une série d'items dichotomiques. Le choix d'un modèle d'analyse est laissé à l'investigateur. Il est tout à fait possible d'envisager que certains items d'un test soient analysés d'après le modèle *rating scale*, d'autres d'après le modèle *partial credit* et d'autres encore d'après le modèle dichotomique (cas particulier du modèle polytomique). Le tableau 2.2 résume les conditions d'utilisation des modèles polytomiques en fonction du type de test.

Type de test	Hypothèse de modélisation	Choix du modèle
Tous les items sont évalués à l'aide de la même échelle ordinale	Les seuils centralisés sont identiques pour tous les items →	Modèle *rating scale*
	Les seuils centralisés peuvent varier d'un item à l'autre →	Modèle *partial credit*
Tous les items ne sont pas évalués à l'aide de la même échelle ordinale	Certains items présentent les mêmes seuils centralisés →	Combinaison des modèles *rating scale* et *partial credit*
	Aucun des items ne partage les mêmes seuils centralisés →	Modèle *partial credit*

Tableau 2.2 – Utilisation des différents modèles polytomiques.

La formulation logistique des modèles polytomiques

Comme pour le modèle dichotomique, une formulation logistique du modèle polytomique peut être obtenue en calculant le rapport entre la probabilité que la personne n réponde dans la catégorie k à l'item i (P_{nik}) et la probabilité que la même personne réponde dans la catégorie k-1 au même item (P_{nik-1}). Ce rapport exprime le rapport de vraisemblance pour que la personne n franchisse le seuil k de l'item i (τ_{ik}). Le logarithme népérien de ce rapport de vraisemblance est exprimé en logits et permet d'établir une formulation analogue à l'équation (2.9) obtenue pour un item dichotomique :

$$\ln\left(\frac{P_{nik}}{P_{nik-1}}\right) = \beta_n - \delta_i - \tau_{ik} \tag{2.11}$$

où τ_{ik} représente la localisation du seuil centralisé situé entre les catégories de réponse k-1 et k de l'item i. Cette équation présente une formulation logistique du modèle *partial credit*. Notons que dans ce modèle, les localisations des seuils centralisés varient selon les catégories de réponse et selon l'item considéré comme l'indiquent les indices k et i. Une formulation analogue peut être obtenue dans le cas du modèle *rating scale* :

$$\ln\left(\frac{P_{nik}}{P_{nik-1}}\right) = \beta_n - \delta_i - \tau_k \tag{2.12}$$

où τ_k représente la localisation du seuil centralisé situé entre les catégories de réponse k-1 et k, commune à tous les items.

2.4. La mesure à l'aide du modèle de Rasch

Les modèles présentés jusqu'ici déterminent la probabilité de réponse à un item en fonction de la capacité de la personne. Toutefois, un test destiné à mesurer un attribut donné consiste généralement en une série d'items se rapportant à l'attribut en question. S'il est théoriquement possible d'estimer la capacité d'une personne à partir de sa réponse à un seul item, pour autant que l'on connaisse la difficulté de l'item (Rasch, 1960), la réponse d'une personne à plusieurs items permet une estimation plus précise de la capacité de la personne. Augmenter le nombre d'items revient à augmenter le nombre de graduations de l'échelle de mesure et donc la précision de la mesure. La mesure de la capacité d'une personne dans le cadre du modèle de Rasch est obtenue par un principe de réplication. Ce principe est illustré à la figure 2.4 pour un test composé de 6 items dichotomiques. Comme nous l'avons vu dans la

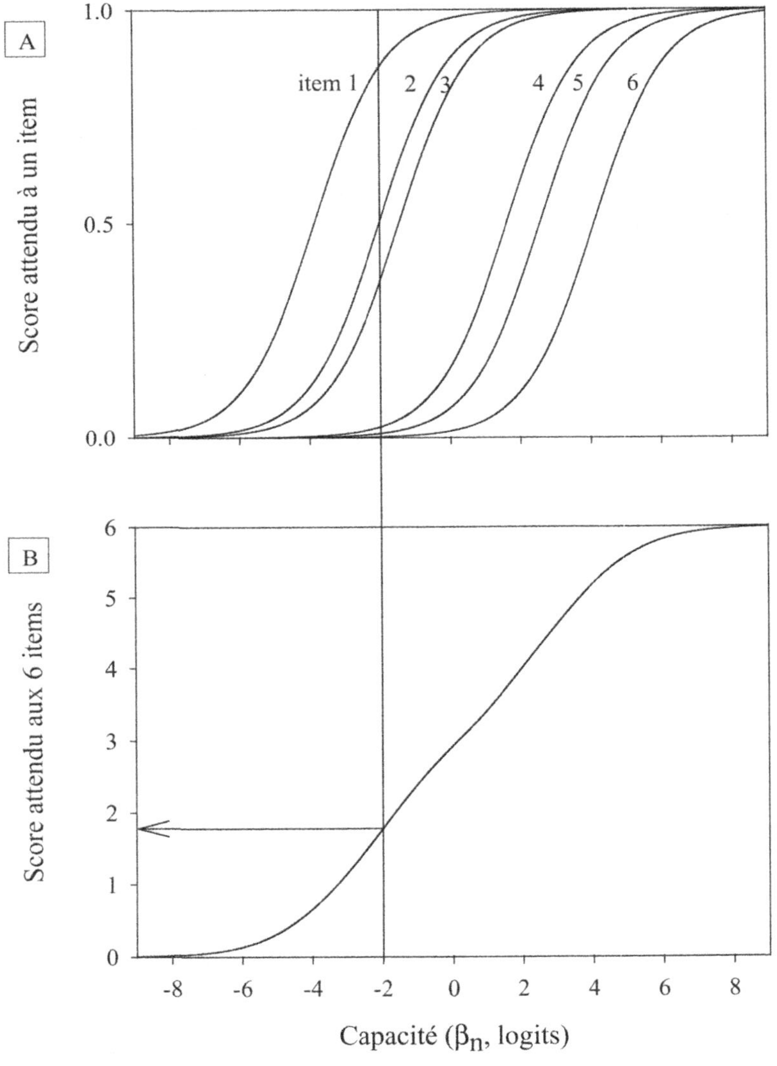

Figure 2.4 – A: Courbes Caractéristiques (CCI) pour 6 items dichotomiques de difficulté croissante ($\delta_1 < \delta_2 < \ldots < \delta_6$). Le score attendu pour une personne ayant une capacité de –2 logits (ligne verticale) diminue en fonction de la difficulté de l'item (item 1: 0.86; 2: 0.51, 3: 0.36; 4: 0.03; 5: 0.01; 6: 0.00). B: Score attendu à l'ensemble du test. Si les 6 items mesurent une variable unidimensionnelle, le score attendu à l'ensemble du test (panneau B) peut être calculé comme la somme du score attendu à chaque item en fonction de la capacité de la personne. Pour une personne ayant une capacité de 2 logits, le score attendu à l'ensemble des 6 items est de 1.77.

description des modèles, les courbes caractéristiques des items (CCI, panneau A) indiquent le score attendu à chacun des items en fonction de la capacité de la personne. S'il est uniquement possible d'observer un score de 0 ou de 1 à chaque item, le score attendu évolue de manière continue en fonction de la capacité de la personne (β_n). Par exemple, pour une personne ayant une capacité de -2 logits (ligne verticale), le score attendu est déterminé par le point d'intersection entre la ligne verticale et la CCI de chaque item, soit : 0.86 pour l'item 1, 0.51 pour l'item 2, 0.36 pour l'item 3, 0.03 pour l'item 4, 0.01 pour l'item 5 et 0.00 pour l'item 6. Dès lors, la capacité de la personne intervient de manière répétitive dans la réponse de la personne à chaque item. En répliquant une interaction de même nature entre une personne donnée et une série d'items, l'information contenue dans le score brut augmente et permet une estimation de la capacité avec une précision croissante.

Dans la mesure où tous les items se conforment à une variable unidimensionnelle, et où la réponse à un item est indépendante de la réponse aux autres items, le score attendu à l'ensemble du test peut être calculé comme la somme des scores attendus à chaque item (figure 2.4, panneau B). Le score attendu est de 1.77 pour une personne ayant une capacité de -2 logits. Le principe de réplication, fondement de la mesure à l'aide du modèle de Rasch, est sous-tendu par une série de critères tels que l'indépendance de la réponse à chaque item ou la conformité de chaque item à une dimension unique. Ces critères d'application du modèle sont présentés au chapitre 3.

Nous venons de voir que, si le test vérifie certains critères, le principe de réplication permet de prédire le score attendu en fonction de la localisation de la personne sur une échelle linéaire (logits). Lors de la mesure d'une personne nous effectuons l'opération réciproque, consistant à estimer la localisation de la personne en fonction de sa réponse au test. Cependant, seuls des scores bruts (0 ou 1) peuvent être observés à chaque item, ce qui nous oblige à recourir au caractère probabiliste du modèle. Si, lors de sa réponse à chaque item, une personne ayant une capacité de -2 logits avait systématiquement obtenu le score le plus probable, elle aurait obtenu un score de 1 aux items 1 et 2 (car le score attendu est supérieur à 0.5) et un score de 0 aux items 3 à 6 (car le score attendu est inférieur à 0.5), pour un score total de 2. Mais la formulation probabiliste du modèle prévoit que toutes les personnes ayant la même capacité ne répondent pas exactement de la même manière. Si 100 personnes ayant la même capacité avaient répondu à l'ensemble des 6 items, 77 d'entre elles auraient dû obtenir un score de 2 et 33 d'entre elles auraient dû obtenir un score de 1 d'après la prédiction du modèle.

Le score attendu en moyenne pour l'ensemble des personnes (1.77) peut-être converti en une mesure objective exprimée sur une échelle linéaire. De la même manière, le score observé (soit 1 ou 2) sur une échelle ordinale peut être converti sur une échelle linéaire permettant des comparaisons quantitatives, pour autant que le test vérifie les critères d'une mesure objective exposés au chapitre 3.

2.5. Résumé

Modèle (principal instigateur)	Caractéristiques	Formulation logistique
Dichotomique (G. Rasch)	2 niveaux de réponse: (vrai/faux ou réussi/raté).	$\ln\left(\frac{P_{ni1}}{P_{ni0}}\right) = \beta_n - \delta_i$
Rating scale (D. Andrich)	Plus de deux niveaux de réponse. Un seul format de réponse pour tous les items du test. Une estimation des seuils applicable à tous les items du test.	$\ln\left(\frac{P_{nik}}{P_{nik-1}}\right) = \beta_n - \delta_i - \tau_k$
Partial credit (G. Masters)	Plus de deux niveaux de réponse. Plusieurs formats de réponse possibles pour les différents items du test. Une estimation des seuils propre à chaque item.	$\ln\left(\frac{P_{nik}}{P_{nik-1}}\right) = \beta_n - \delta_i - \tau_{ik}$

Tableau 2.3 – Modèles de Rasch.

2.6. Exercices

1. (a) Quelles sont les limitations liées à l'utilisation des scores totaux? (b) Considérons un test de mobilité articulaire composé de 40 mouvements à réaliser, chacun d'eux étant coté de manière dichotomique. Un patient passe du score de 10 à un score de 20 à la suite d'un traitement et un autre patient passe d'un score de 30 à 35 suite au même traitement. Lequel des deux patients a le mieux récupéré?

2. Supposez un test de mathématique composé de trois items dichotomiques de difficulté $\delta_1 = 1.6$ logit, $\delta_2 = -0.8$ logit et $\delta_3 = -2.5$ logits. Un élève n de capacité $\beta_n = -0.8$ logit répond à ces questions.
(a) Quelle est sa probabilité de réussir chacun de ces items?

(b) Calculez et interprétez le score attendu de cette personne à l'ensemble du test formé par ces 3 items.

3. Supposez une question de difficulté $\delta_i = 1.4$ logit. Six élèves de capacité $\beta_a = -2.6$ logits, $\beta_b = 0$ logit, $\beta_c = 1.4$ logit, $\beta_d = 2.2$ logits, $\beta_e = 3.2$ logits et $\beta_f = 4.4$ logits répondent à cette question.
(a) Quelle est la probabilité que chacun de ces élèves réussisse cet item?
(b) Représentez graphiquement la probabilité de réussite de ces 5 élèves à cet item en fonction de leur capacité.

4. Supposez deux épreuves de littérature cotées de manière dichotomique. L'une a une difficulté de $\delta_1 = 2$ logits et l'autre a une difficulté de $\delta_2 = -0.5$ logit. Supposez également que deux élèves de capacité différente, $\beta_a = 1$ logit et $\beta_b = 3.5$ logits, présentent chacune des deux épreuves.
(a) Déterminez la probabilité de réussite, la probabilité d'échec et le rapport de vraisemblance de réussite de chacun des deux élèves à chacune des deux épreuves.
(b) Comparez l'issue de la réponse de l'élève a à l'épreuve 2 avec celle de l'élève b à l'épreuve 1. Expliquez.

5. (a) Les seuils centralisés d'un item polytomique de difficulté -0.6 logit sont les suivants : $\tau_1 = -4.2$, $\tau_2 = 0.2$ et $\tau_3 = 4$ logits. Calculez les seuils décentralisés de cet item.
(b) Les seuils décentralisés d'un item polytomique sont les suivants : $\tau_{1\,=\,-2,}$ $\tau_2 = 2.4$ et $\tau_3 = 6.2$. Calculer la difficulté et les seuils centralisés de cet item.

6. Supposez un item de difficulté $\delta_i = 0.5$ logit ayant trois catégories de réponse possibles dont les scores valent 0, 1 et 2. Les seuils centralisés qui séparent chaque paire de catégories adjacentes ont les localisations suivantes : $\tau_{i1} = -2$ logits et $\tau_{i2} = 2$ logits.
(a) Déterminez la probabilité de réponse dans chacune des trois catégories pour des personnes dont la capacité est égale à $\beta_a = -4$ logits, $\beta_b = -1.0$ logit, $\beta_c = 2.5$ logits, $\beta_d = 5$ logits.
(b) Calculez le score attendu pour chacune des personnes et représentez graphiquement le score attendu à l'item en fonction de la capacité de la personne.

7. Les localisations des seuils décentralisés de trois items sont présentées dans le tableau 2.4. Quel est le modèle de mesure utilisé dans ce cas : un *partial credit* ou un *rating scale*?

	τ_1	τ_2	τ_3
item 1	-4.2	-1.6	3.8
item 2	-1.8	1.5	2.8
item 3	-0.6	2.5	5.4

Tableau 2.4 – Localisation des seuils décentralisés de trois items.

2.7. Solutions

1. a) Les scores totaux sont discontinus et ne présentent aucune garantie en ce qui concerne leur linéarité. Les scores totaux des items dépendent de la capacité de l'échantillon de personnes et les scores totaux des personnes dépendent de la difficulté des items.
b) Il est impossible de déterminer si une progression de 10 points est plus importante qu'une progression de 5 points sur une échelle ordinale car tout dépend de la localisation des items.

2. (a) $$P_{n11} = \frac{\exp(-0.8 - (1.6))}{1 + \exp(-0.8 - (1.6))} = 0.08$$

$$P_{n21} = \frac{\exp(-0.8 - (-0.8))}{1 + \exp(-0.8 - (-0.8))} = 0.50$$

$$P_{n31} = \frac{\exp(-0.8 - (-2.5))}{1 + \exp(-0.8 - (-2.5))} = 0.85$$

(b) Le score attendu au test formé par ces trois items vaut la somme des scores attendus à chacun de ces items, soit 1.43. Si 100 personnes ayant la même compétence mathématique devaient répondre à ce test, 43 d'entre elles obtiendraient un score de 2 et 57 d'entre elles obtiendraient un score de 1 d'après la formulation probabiliste du modèle dichotomique.

3. (a) $$P_{ai1} = \frac{\exp(-2.6 - (1.4))}{1 + \exp(-2.6 - (1.4))} = 0.02$$

$$P_{bi1} = \frac{\exp(0 - (1.4))}{1 + \exp(0 - (1.4))} = 0.20$$

$$P_{ci1} = \frac{\exp(1.4 - (1.4))}{1 + \exp(1.4 - (1.4))} = 0.50$$

$$P_{di1} = \frac{\exp(2.2 - (1.4))}{1 + \exp(2.2 - (1.4))} = 0.69$$

$$P_{ei1} = \frac{\exp(3.2 - (1.4))}{1 + \exp(3.2 - (1.4))} = 0.86$$
$$P_{fi1} = \frac{\exp(4.4 - (1.4))}{1 + \exp(4.4 - (1.4))} = 0.95$$

(b)

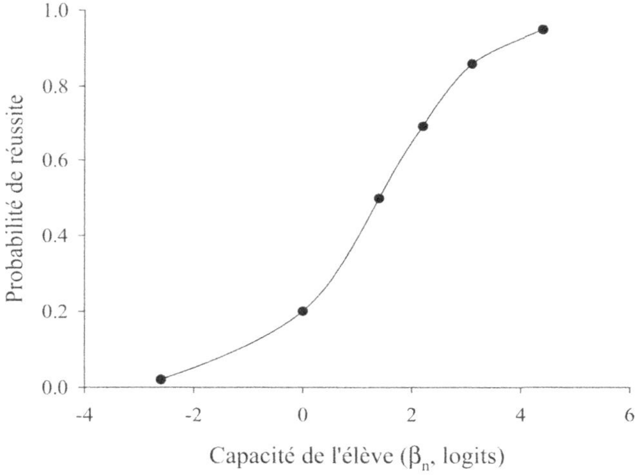

Figure 2.5 – Probabilité de réussite des 5 élèves en fonction de leur capacité.

4. (a) $P_{a1,1} = \frac{\exp(1-2)}{1+\exp(1-2)} = 0.27$; $P_{a1,0} = \frac{1}{1+\exp(1-2)} = 0.73$;

Rapport de vraisemblance$\{x_{a1}=1\} = \frac{P_{a11}}{P_{a10}} = 0.4$

$P_{a21} = 0.82$; $P_{a20} = 0.18$; Rapport de vraisemblance$\{x_{a2}=1\} = 4.5$
$P_{b11} = 0.82$; $P_{b10} = 0.18$; Rapport de vraisemblance$\{x_{b1}=1\} = 4.5$
$P_{b21} = 0.98$; $P_{b20} = 0.02$; Rapport de vraisemblance$\{x_{b2}=1\} = 49.0$

(b) La probabilité de réussite de l'élève a à l'épreuve 2 est égale à la probabilité de réussite de l'élève b à l'épreuve 1, de sorte que les deux élèves ont les mêmes chances de réussir les épreuves respectives, soit 4.5 fois plus de chance de réussir que d'échouer. Ceci s'explique par le fait que la différence entre la capacité des élèves et la difficulté des épreuves est identique dans les deux cas.

5. (a) $\tau_1 = -4.8$, $\tau_2 = -0.4$ et $\tau_3 = 3.4$ logits.
(b) $\delta_i = 2.2$ logits. $\tau_1 = -4.2$, $\tau_2 = 0.2$ et $\tau_3 = 4.0$ logits.

6. (a) Probabilité de réponse dans la catégorie x pour la personne n à l'item i, $P_{ni,x}$:

$$P_{ai,0} = \frac{1}{1+[\exp((-4)-0.5-(-2))]+[\exp(2(-4-0.5)-(-2+2))]} = 0.92$$

$$P_{ai,1} = \frac{\exp[(-4)-0.5-(-2)]}{1+[\exp((-4)-0.5-(-2))]+[\exp(2(-4-0.5)-(-2+2))]} = 0.08$$

$$P_{ai,2} = \frac{\exp[2(-4-0.5)-(-2+2)]}{1+\exp[(-4)-0.5-(-2)]+\exp[2(-4-0.5)-(-2+2)]} = 0.00$$

$P_{bi0} = 0.37$; $P_{bi1} = 0.61$; $P_{bi2} = 0.02$
$P_{ci0} = 0.01$; $P_{ci1} = 0.495$; $P_{ci2} = 0.495$
$P_{di0} = 0.00$; $P_{di1} = 0.08$; $P_{di2} = 0.92$
(b) Score attendu pour la personne n, $X_{att(n)}$:
$X_{att(a)} = 0(0.92)+1(0.08)+2(0.00) = 0.08$; $X_{att(b)} = 0.65$; $X_{att(c)} = 1.49$; $X_{att(d)} = 1.92$;

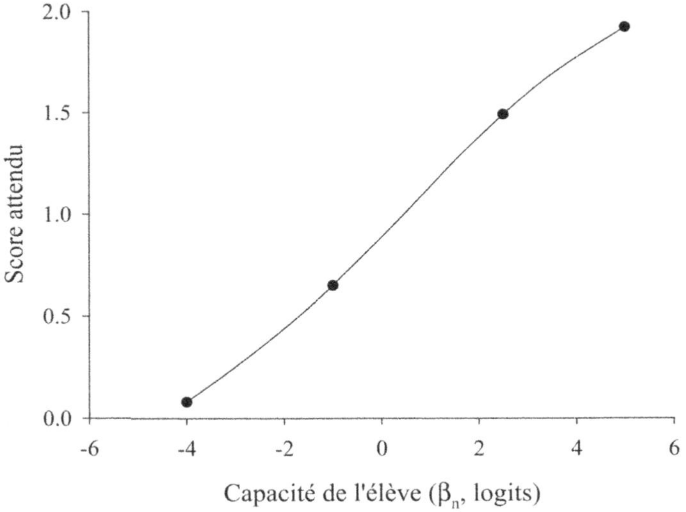

Figure 2.6 – Score attendu en fonction de la capacité des personnes.

7. Un modèle *partial credit* car les seuils centralisés n'ont pas la même localisation d'un item à un autre.

Chapitre 3
Les critères d'une mesure objective

Il existe différentes familles de modèles de réponse à l'item. La plupart des modèles formulent la probabilité de réponse d'une personne à un item par une fonction logistique de la localisation de la personne. Cette formulation est représentée par la courbe caractéristique de l'item. Dans le modèle dichotomique de Rasch, la fonction logistique est déterminée par un seul paramètre, la difficulté de l'item, et les courbes caractéristiques de tous les items d'un test sont parallèles. D'autres modèles utilisent deux ou trois paramètres et permettent un meilleur ajustement de la courbe caractéristique de l'item aux données réellement observées (Hambleton et coll., 1991). Les modèles à deux et à trois paramètres sont souvent qualifiés de modèles descriptifs car ils permettent de déterminer les paramètres qui influencent la réponse d'une personne à un item, et, dans ce sens, ils permettent de décrire les principes qui sous-tendent les réponses observées. Ces modèles permettent donc un meilleur ajustement de la courbe caractéristique de chaque item aux réponses observées, cependant, ils ne vérifient pas les critères d'une mesure objective tels que formulés par l'IOM (Wright, 1999a; Andrich, 2002b).

Par opposition, le modèle de Rasch est souvent qualifié de modèle prescriptif dans le sens où il formule les critères nécessaires à une mesure objective et permet de vérifier si ces critères sont rencontrés dans les données observées (Andrich, 1989). Nous avons vu au chapitre 2 qu'une mesure objective, telle qu'elle est définie par l'IOM, doit répondre à certains critères comme l'unidimensionnalité, la linéarité et l'objectivité spécifique. Dans ce chapitre, nous allons passer en revue les différents critères nécessaires à une mesure objective et montrer comment le modèle de Rasch vérifie chacun des critères. Nous verrons au chapitre 5 comment vérifier l'ajustement des données aux prescriptions du modèle. Les paragraphes qui suivent décrivent chacun des critères nécessaires à une mesure objective.

3.1. L'ordre

Le premier critère concerne la nature des données. Toute mesure implique un ordre au sein des données en termes de «plus que» ou «moins que». Cela signifie que le modèle de Rasch ne peut pas s'appliquer à des données de type nominal (*cf.* encart 1.2) étant donné qu'aucun ordre ne peut être établi parmi ces données. Prenons un exemple classique de données nominales comme le numéro figurant sur le maillot des coureurs cyclistes. Ce numéro ne représente aucune quantité. Il permet seulement d'identifier les coureurs. Aucune mesure ne peut être obtenue à partir de ce type de données. Par conséquent, pour construire un instrument de mesure, il est indispensable qu'un score plus élevé reflète une quantité plus grande de la variable qui fait l'objet de la mesure.

3.2. L'unidimensionnalité

L'unidimensionnalité peut être définie comme la propriété d'un instrument qui mesure un attribut unique de l'objet mesuré. Même si l'individu ou l'objet est caractérisé par de nombreux attributs, il est indispensable de focaliser la mesure sur un seul d'entre eux à la fois.

Exemple : Une analyse de la Mesure d'Indépendance Fonctionnelle (FIM™) a révélé que cette échelle était composée de deux variables sous-jacentes (Linacre et coll., 1994). La FIM™ mesure le degré d'indépendance fonctionnelle de patients en revalidation médicale. Linacre a montré que les 18 items de la FIM™ définissent deux variables différentes sur le plan statistique et clinique. Treize items définissent une incapacité des fonctions motrices et cinq items définissent une incapacité des fonctions cognitives. Les items de la FIM™ sont cotés sur une échelle allant de 1 à 7. Le score total au questionnaire s'étend entre 18 et 126. Si nous considérons les 18 items dans leur ensemble, que pourrait signifier un score total de 70? (a) Que la personne a une indépendance moyenne sur le plan moteur et cognitif; (b) que la personne est très indépendante sur le plan moteur mais très dépendante sur le plan cognitif; (c) ou inversement, que la personne est très indépendante sur le plan cognitif mais très dépendante sur le plan moteur.

Cet exemple montre que lorsqu'un score total renferme plusieurs attributs de la personne, il est difficile d'en tirer une information pertinente quant à la capacité de la personne. L'unidimensionnalité est un concept théorique. Dans la pratique, lors de la construction d'un instrument de mesure, nous cherchons à nous rapprocher de cet idéal afin d'obtenir une échelle utile et pertinante dans l'application particulière envisagée. Il est en effet difficile d'isoler totalement un attribut souvent très complexe, particulièrement dans le domaine des sciences humaines. Cependant, pour que le critère d'unidimensionnalité soit satisfait, il faut que la performance au test soit influencée de manière dominante par la variable mesurée (Hambleton et coll., 1991). L'unidimensionnalité est un concept relatif (Andrich, 1988). Même si une capacité implique plusieurs composantes, il peut être utile de considérer cette capacité comme unidimensionnelle. Nous le comprenons mieux par l'exemple qui suit, la vérification du critère d'unidimensionnalité peut dépendre du niveau auquel nous nous situons.

Exemple : Le résultat moyen d'un étudiant à l'ensemble des examens de fin d'année représente une bonne mesure de sa capacité scolaire. Plus la moyenne est élevée et plus la capacité de l'étudiant est élevée. La capacité scolaire de l'étudiant peut donc être représentée le long d'un axe unidimensionnel. Toutefois, la capacité moyenne de l'étudiant peut être décomposée en capacité littéraire, mathématique, scientifique, linguistique, etc. Différentes combinaisons de chacune des capacités sous-jacentes peuvent mener à une même capacité scolaire moyenne, et donc à une même moyenne en fin d'année. Chacune des capacités sous-jacentes peut également être représentée le long d'un axe unidimensionnel, par exemple, la capacité litteraire, plus spécifique que la capacité scolaire moyenne. La notion d'unidimensionalité est donc relative, car elle se rapporte à la nature de la capacité considérée.

3.3 L'indépendance locale

Le critère d'indépendance locale tel qu'il est appliqué au modèle de Rasch découle d'une notion fondamentale en statistique : l'indépendance statistique. L'indépendance statistique est définie de la manière qui suit : si deux événements n'influencent pas leur probabilité de survenue respective, la probabilité que les deux événements surviennent est égale au produit des probabilités de survenue des deux événements individuels :

Si A et B sont indépendants, $P\{A \cap B\} = P\{A\}P\{B\}$

Dans le modèle de Rasch, le critère d'indépendance locale signifie qu'après avoir pris en compte la variable mesurée, aucune relation n'existe entre les réponses des personnes aux différents items. Autrement dit, la réponse d'une personne à un item dépend de la différence entre la capacité de la personne et la difficulté de l'item (β_n-δ_i) et ne dépend pas de la réponse de cette personne à un autre item (Hambleton et coll., 1991).

Enoncé de manière formelle, les réponses de N* personnes à un item i sont indépendantes lorsque la probabilité d'observer l'ensemble des réponses de N personnes à l'item i est égale au produit des probabilités des N réponses individuelles à l'item i :

* Le symbole N vient de la littérature anglo-saxonne *Number of persons*.

$$P\{x_{ai}=1, x_{bi}=1, ..., x_{Ni}=1\} = P\{x_{ai}=1\}\ P\{x_{bi}=1\} ... P\{x_{Ni}=1\} = \prod_{n=1}^{N} P\{x_{ni1}\}$$

De manière analogue, les réponses d'une personne n à un ensemble de L* items i sont indépendantes lorsque pour la personne n, la probabilité d'observer un pattern de réponses à l'ensemble des L items est égale au produit des probabilités de réponse de la personne à chaque item individuellement :

$$P\{x_{n1}=1, x_{n2}=1, ..., x_{nL}=1\} = P\{x_{n1}=1\}\ P\{x_{n2}=1\} ... P\{x_{nL}=1\} = \prod_{i=1}^{L} P\{x_{ni1}\}$$

Une conséquence directe de ce critère d'indépendance locale est que pour une personne donnée, la probabilité de réussite à un ensemble d'items est calculée comme étant le produit de la probabilité de réussir chacun des items. Et, de là, le score attendu à cet ensemble d'items est calculé comme étant la somme du score attendu à chacun des items. Ce principe, appelé le principe de réplication, est appliqué lors du processus de mesure basé sur la réponse d'une personne à plusieurs items et a été illustré à la figure 2.4.

3.4. La linéarité de l'échelle

Un des critères de base pour obtenir une mesure objective est la linéarité. Une échelle de mesure est linéaire si l'unité de mesure est constante tout le long de cette échelle de sorte que des intervalles identiques représentent la même quantité de la variable mesurée. La linéarité de l'échelle n'est pas satisfaite lorsque nous travaillons avec des scores totaux recueillis sur une échelle ordinale. L'utilisation des scores totaux pose plusieurs problèmes. Tout d'abord, le fait d'obtenir le même score à différents items n'implique pas nécessairement une quantité identique de la variable mesurée.

Exemple : Dans le test de capacité locomotrice présenté au tableau 1.1, répondre «facile» (coté 4) à l'item «Marcher sur terrain plat» et à l'item «Sauter à cloche-pied sur le pied non dominant» ne représente pas nécessairement une capacité locomotrice identique.

Ensuite, lorsqu'un format de réponse polytomique est utilisé, les distances entre les différentes catégories sont inconnues (Merbitz et coll., 1989).

* Le symbole L vient de la littérature anglo-saxonne «Lenght of test».

Exemple : Evoluer de la catégorie 2 («difficile») à la catégorie 3 («facile») représente un certain progrès, et passer de la catégorie 1 («très difficile») à la catégorie 3 («facile») représente un progrès plus important mais pas forcément double.

Afin de linéariser les scores obtenus sur une échelle ordinale, le modèle de Rasch utilise une transformation mathématique simple et largement répandue : la transformation logit. Cette transformation consiste à prendre le logarithme népérien du rapport entre la probabilité de réussite et la probabilité d'échec. Pour illustrer cette procédure mathématique, prenons l'exemple de 20 items dichotomiques cotés 1 (réussi) ou 0 (échoué). Les scores totaux s'étendent de 0 à 20. Le tableau 3.1 illustre cette procédure de linéarisation. La première étape de la procédure consiste à prendre le rapport entre la probabilité de réussite et la probabilité d'échec, également appelé rapport de vraisemblance de réussite (*cf.* encart 2.3). La probabilité de réussite (ou d'échec) est une notion théorique qui s'applique à un grand nombre d'observations. En pratique, cette probabilité est estimée par la proportion d'items réussis (ou échoués) par une personne. Pour une personne obtenant un score total de 1, la proportion d'items réussis est de 1/20, la proportion d'items

Score total	Rapport de vraisemblance (P réussite / P échec)	ln (P réussite / P échec) (logits)
1/20	1/19	-2.94
2/20	2/18	-2.20
3/20	3/17	-1.73
4/20	4/16	-1.39
5/20	5/15	-1.10
6/20	6/14	-0.85
7/20	7/13	-0.62
8/20	8/12	-0.41
9/20	9/11	-0.20
10/20	10/10	0.00
11/20	11/9	0.20
12/20	12/8	0.41
13/20	13/7	0.62
14/20	14/6	0.85
15/20	15/5	1.10
16/20	16/4	1.39
17/20	17/3	1.73
18/20	18/2	2.20
19/20	19/1	2.94

Tableau 3.1 – Linéarisation des scores totaux.

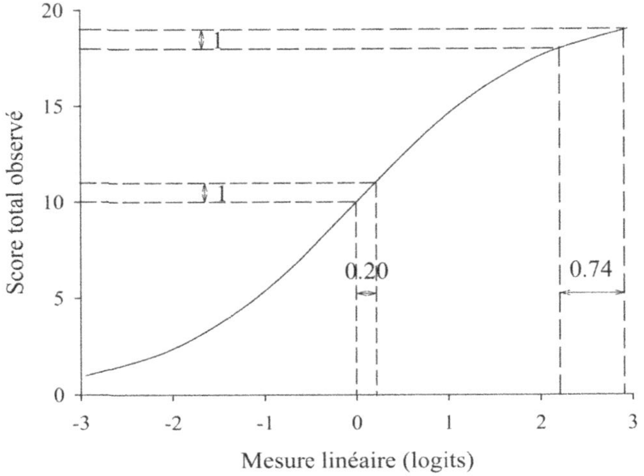

Figure 3.1 – Transformation des scores totaux observés sur une échelle ordinale en mesures sur une échelle linéaire. Une même différence en terme de score total observé sur une échelle ordinale ne donne pas lieu à une même différence en terme de mesure tout le long de l'échelle linéaire.

échoués est de 19/20 et le rapport de vraisemblance, le rapport des deux, est de 1/19. Si nous avons un score de 6, le rapport de vraisemblance vaut 6/14. La seconde étape de cette procédure consiste à prendre le logarithme népérien du rapport de vraisemblance. Dans notre exemple, ln (6/14) = -0.85. Cette transformation a tendance à étirer les distances entre les scores situés aux extrémités comme l'indiquent les valeurs présentées au tableau 3.1 et le graphe de la figure 3.1. La distance entre une personne ayant obtenu 10/20 et une autre ayant obtenu 11/20 vaut 0.20 logit alors que la distance entre une personne ayant obtenu 18/20 et une autre ayant obtenu 19/20 (soit la même différence en termes de score total) vaut 0.74 logit. Notons également la symétrie des données : après transformation, nous observons la même distance entre un score de 1/20 et 2/20 qu'entre un score de 18/20 et 19/20, soit 0.74 logit.

Au chapitre 2, l'équation 2.9 nous a amené à définir l'unité de mesure : le logit. La figure 3.2 nous permet d'illustrer la linéarité d'une échelle de mesure exprimée en logits. La courbe en trait plein représente la probabilité de réussite, calculée d'après l'équation 2.6, à un item dont la localisation est égale à 0 logit. La courbe en traits discontinus représente la probabilité d'échec au même item, calculée d'après l'équation 2.7. Les localisations de quatre personnes sont représentées par des traits

A

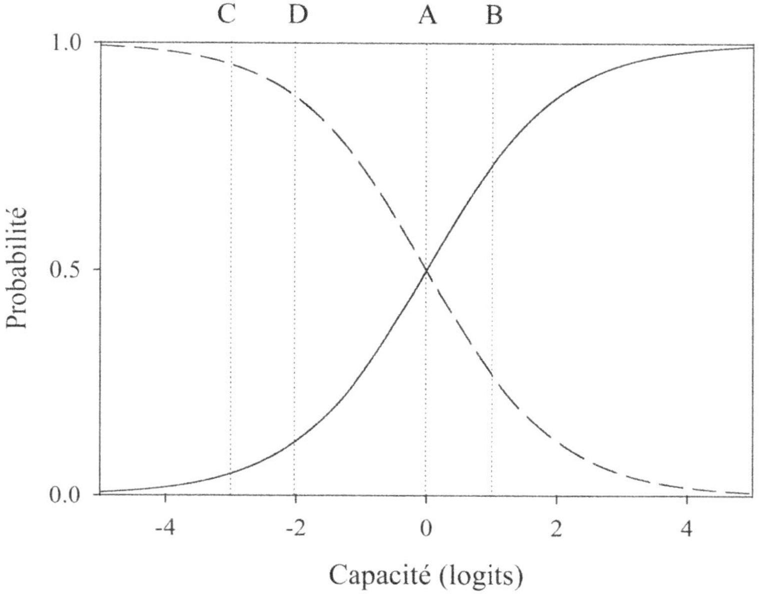

B

	β-δ	P_1	P_0	P_1/P_0	$\frac{P_{B1}/P_{B0}}{P_{A1}/P_{A0}}$
A	0	0.50	0.50	1.00	2.71
B	1	0.73	0.27	2.71	

	β-δ	P_1	P_0	P_1/P_0	$\frac{P_{D1}/P_{D0}}{P_{C1}/P_{C0}}$
C	-3	0.05	0.95	0.05	2.71
D	-2	0.12	0.88	0.14	

Figure 3.2 – Linéarité de l'échelle de mesure. A: Evolution de la probabilité de réussite (trait plein) et d'échec (traits discontinus) à un item donné en fonction de la localisation de quatre personnes (traits pointillés verticaux). B: Probabilité de réussite (P_1), d'échec (P_0) et rapport de vraisemblance de réussite (P_1/P_0) pour les quatre personnes représentées sur le graphe. La colonne de droite montre le rapport des rapports de vraisemblance de réussite entre deux personnes distantes de 1 logit.

pointillés verticaux. La personne A, avec une capacité de 0 logit, a la même probabilité (0.50) de réussite et d'échec (figure 3.2/B). Son rapport de vraisemblance de réussite est égale à 1. La personne B avec une capacité de 1 logit a une probabilité de réussite de 0.73 et une probabilité d'échec de 0.27. Le rapport de vraisemblance de réussite de cette personne vaut 2.71. Le rapport des rapports de vraisemblance de réussite des personnes A et B est égal à 2.71. Considérons maintenant les personnes C et D qui ont une capacité de -3 logits et -2 logits. Le même calcul est effectué et les résultats sont présentés à la figure 3.2/B. Cet exemple montre que lorsque la localisation d'une personne augmente d'une unité logit, son rapport de vraisemblance de réussite à n'importe quel item donné augmente d'un facteur constant de 2.71. L'échelle du trait latent exprimée en logits est donc bien linéaire car une progression d'une unité tout au long de l'échelle induit la même augmentation du rapport de vraisemblance de réussite.

3.5. L'objectivité spécifique

L'objectivité spécifique de l'instrument de mesure est un critère essentiel d'une mesure objective. Ce critère spécifie que les difficultés des items sont indépendantes de la distribution des capacités des personnes qui y répondent et, parallèlement, que les capacités des personnes sont indépendantes de la distribution des difficultés des items utilisés. Autrement dit, la localisation (ou capacité) des personnes ne peut pas dépendre de la localisation (ou difficulté) des items du test et réciproquement. Ce concept, déjà abordé au chapitre 2, peut être illustré comme suit. Prenons une situation rencontrée en milieu scolaire : un test de calcul mental. Considérons les items «2 + 2» et «√169» cotés de manière dichotomique, soit réussi (1) ou échoué (0). Un élève répond aux deux items. Il réussit l'item «2 + 2» et obtient un score de 1. Il échoue à l'item «√169» et obtient un score de 0. Il apparaît clairement que les scores obtenus par une personne de capacité donnée dépendent de la difficulté de l'item. De manière analogue, considérons deux personnes répondant à l'item «√169». La première personne répond correctement et obtient un score de 1; la seconde donne une réponse fausse et obtient un score de 0. Il apparaît clairement que les scores obtenus à un item de difficulté donnée dépendent de la capacité de la personne. Les scores obtenus ne vérifient donc pas le critère d'objectivité spécifique. Il importe dès lors que la localisation des personnes puisse être estimée indépendamment de la localisation des items et *vice versa*. De part sa formulation, le modèle de Rasch satisfait au critère d'objectivité spécifique car il fournit une mesure de la capacité de la personne qui ne varie pas en fonction de la difficulté de l'item et une mesure de la difficulté de l'item qui ne varie pas en fonction de la capacité de la personne. Cette invariance repose sur la séparation des paramètres des personnes et des items, telle qu'elle est illustrée à l'encart 3.1.

Encart 3.1 – La séparation des paramètres.

Le critère d'objectivité spécifique peut être illustré en considérant les réponses d'une personne donnée n de capacité β_n à une paire d'items dichotomiques de difficulté donnée (δ_1 et δ_2). Cette personne peut réussir ou échouer chacun des deux items, ce qui nous donne quatre résultats possibles. Ces quatre résultats ainsi que les probabilités d'apparition qui leur sont associées sont présentés dans le tableau ci-dessous. Les probabilités d'apparition des résultats sont calculées à partir des équations 2. 6 et 2.7.

Item 1 x_1	Item 2 x_2	Score	Probabilité du résultat
1	1	2	$\frac{\exp(\beta_n-\delta_1)}{1+\exp(\beta_n-\delta_1)}\times\frac{\exp(\beta_n-\delta_2)}{1+\exp(\beta_n-\delta_2)}$
0	1	1	$\frac{1}{1+\exp(\beta_n-\delta_1)}\times\frac{\exp(\beta_n-\delta_2)}{1+\exp(\beta_n-\delta_2)}$
1	0	1	$\frac{\exp(\beta_n-\delta_1)}{1+\exp(\beta_n-\delta_1)}\times\frac{1}{1+\exp(\beta_n-\delta_2)}$
0	0	0	$\frac{1}{1+\exp(\beta_n-\delta_1)}\times\frac{1}{1+\exp(\beta_n-\delta_2)}$

À partir de ces différentes possibilités de réponse, cherchons à déterminer lequel de ces deux items est le plus difficile. Dans le cas où les deux items sont réussis (1,1) ou échoués (0,0) il est impossible de déterminer leur difficulté relative. Par contre, si seul l'un des deux items est réussi, nous pouvons déterminer lequel des deux est le plus difficile. Pour cela, calculons la probabilité de réussir le deuxième item, sachant que seul l'un des deux items est réussi. En termes probabilistes, cela revient à calculer la probabilité conditionnelle d'observer un échec à l'item 1 et une réussite à l'item 2, étant donné que seulement un des deux items est réussi, à savoir :

$$(x_{ni} = 0;\ x_{n2} = 1 \mid \text{score} = 1) = \frac{P(0,1)}{P(0,1) + P(1,0)}$$

$$= \frac{\frac{1}{1+\exp(\beta_n - \delta_1)} \times \frac{\exp(\beta_n - \delta_2)}{1+\exp(\beta_n - \delta_2)}}{\left(\frac{1}{1+\exp(\beta_n - \delta_1)} \times \frac{\exp(\beta_n - \delta_2)}{1+\exp(\beta_n - \delta_2)}\right) + \left(\frac{\exp(\beta_n - \delta_1)}{1+\exp(\beta_n - \delta_1)} \times \frac{1}{1+\exp(\beta_n - \delta_2)}\right)}$$

$$= \frac{\exp(\beta_n - \delta_2)}{\exp(\beta_n - \delta_2) + \exp(\beta_n - \delta_1)}, \text{ en simplifiant le dénominateur commun}$$

$$= \frac{\exp(\beta_n) \times \exp(-\delta_2)}{\exp(\beta_n) \times \exp(-\delta_2) + \exp(\beta_n) \times \exp(-\delta_1)}, \text{ étant donné la propriété de exp}$$

$$= \frac{\exp(-\delta_2)}{\exp(-\delta_2) + \exp(-\delta_1)}, \text{ en simplifiant le facteur commun } \exp(\beta_n) \qquad (1)$$

Dans la dernière équation (1), l'absence du paramètre β_n montre bien que la probabilité de réussite à un item, étant donné que seulement un item sur les deux est réussi, ne dépend pas de la capacité de la personne. En conséquence, les localisations relatives des deux items peuvent être estimées indépendamment des localisations des sujets qui y répondent.

Un développement analogue peut être réalisé en considérant les réponses de deux personnes de capacité donnée (β_m et β_n) à un item donné i de difficulté δ_i étant donné qu'une et une seule personne réussit l'item i. Cela donne :

$$(x_{mi} = 0;\ x_{ni} = 1 \mid \text{score} = 1) = \frac{\exp(\beta_n)}{\exp(\beta_n) + \exp(\beta_m)} \qquad (2)$$

Dans la dernière équation (2), l'absence du paramètre δ_i montre bien que la probabilité de réussite à un item, étant donné que seulement une personne sur les deux réussit l'item, ne dépend pas de la difficulté de l'item. En conséquence, les localisations relatives des deux personnes peuvent être estimées indépendamment des localisations des items auxquels elles répondent. Le modèle satisfait bien à l'exigence de séparation des paramètres (Andrich, 1999).

3.6. Exercices

1. Considérons la probabilité de réussite de deux personnes (notées a et b) à trois items (notés 1, 2 et 3). Les trois items définissent-ils une variable unidimensionnelle pour ces deux personnes? Expliquez votre réponse.

(a) δ_1 = -1.5 logit, δ_2 = 0.8 logit, δ_3 = 2.3 logits, et P_{a11} = 0.60, P_{a21} = 0.13, P_{a31} = 0.032, P_{b11} = 0.94, P_{b21} = 0.60, P_{b31} = 0.25

(b) δ_1 = -2.1 logits, δ_2 = -0.1 logit, δ_3 = 1.4 logit, et P_{a11} = 0.67, P_{a21} = 0.21, P_{a31} = 0.06, P_{b11} = 0.44, P_{b21} = 0.16, P_{b31} = 0.88

2. Considérons deux items de difficulté donnée : δ_1 = 1.2 logit, δ_2 = 3.1 logits. Sur une classe de 100 élèves, 62 ont répondu correctement à l'item 1 et 20 ont répondu correctement à l'item 2.
(a) Calculez le rapport de vraisemblance de réussite de la classe pour chacun des deux items, ainsi que le rapport des rapports de vraisemblance.
(b) Sachant que, dans une autre classe, composée de 500 élèves, 250 d'entre eux ont réussi le premier item, combien d'entre eux auraient dû réussir le deuxième item pour que la difficulté des items soit invariante entre les deux classes? Expliquez votre réponse.

3. Sachant que la probabilité de réussite d'un item dichotomique est de 0.64 pour la personne a, quelle est la probabilité de réussite pour la personne b deux fois plus capable que la personne a?

4. Suite à un traitement, la capacité d'un patient a progressé de sorte que sa probabilité de réussite à une épreuve de locomotion est passée de 0.4 avant le traitment (t_0) à 0.7 après le traitement (t_1). Imaginons, qu'à la suite d'un nouveau traitement (t_2), la capacité du patient progresse autant qu'à la suite du premier traitement.
(a) Quelle est la probabilité de réussite du patient à l'épreuve de locomotion à l'issue du deuxième traitement (t_2)?
(b) Comparez la progression du patient suite à chacun des deux traitements sur une échelle exprimée en logits et commentez le résultat.

5. La probabilité qu'une personne réussisse un item est de 0.34. La probabilité que la même personne réussisse un item plus facile est de 0.78.
(a) La probabilité que la personne réussisse les deux items est de 0.56. Les deux items sont-ils indépendants?
(b) Quelle devrait être la probabilité que la personne réussisse les deux items pour que les items soient indépendants?

6. Pour l'examen de physique de fin d'année, deux questionnaires ont été utilisés. Le premier questionnaire a été distribué à une moitié des étudiants, le deuxième questionnaire a été distribué à l'autre moitié des étudiants. Le score moyen au premier questionnaire est de 12/20, le score moyen au deuxième questionnaire est de 16/20. Lequel des deux questionnaires est-il le plus facile? Expliquez.

7. Montrez la linéarité de l'échelle de mesure en partant de 2 paires de personnes séparées de 2 logits : A (localisation : 0 logit), B : 2 logits, C :

-3 logits, D : -1 logit. Construisez le graphe et le tableau analogue à la figure 3.2 démontrant que le rapport des rapports de vraisemblance de réussite pour les personnes A et B est le même que le rapport des rapports de vraisemblance de réussite pour les personnes C et D.

8. L'encart 3.1 démontre que lorsqu'une personne répond à deux items dichotomiques, la probabilité de réussite de cette personne à un item, étant donné que seulement un item sur les deux est réussi, ne dépend pas de la capacité de la personne (*cf.* équation 3.1). Par un développement analogue, démontrez que lorsque deux personnes répondent à un item dichotomique, la probabilité de réussite d'une des personnes, étant donné que seule une personne sur les deux réussit l'item, ne dépend pas de la difficulté de l'item.

3.7. Solutions

1. Si les trois items définissent une variable unidimensionnelle, la probabilité de réussite à un item doit être déterminée par une même capacité pour chacun des trois items. À partir des données fournies (la difficulté de l'item et sa probabilité de réussite), il est possible de déduire la capacité de la personne (*cf.* équation 2.8).
(a) Personne a : à partir de l'item 1 : $\beta_a = \ln(0.60/0.40)-1.5 = -1.1$ logit; à partir de l'item 2 : $\beta_a = -1.1$ logit; à partir de l'item 3 : $\beta_a = -1.1$ logit. Personne b : à partir de l'item 1 : $\beta_b = 1.2$ logit; à partir de l'item 2 : $\beta_b = 1.2$ logit; à partir de l'item 3 : $\beta_b = 1.2$ logit.
Pour les deux personnes, une même capacité détermine la réussite à chacun des trois items. En conséquence, la difficulté des items est invariante pour les deux personnes et les trois items définissent une variable unidimensionnelle pour les deux personnes.
(b) Personne a : à partir de l'item 1 : $\beta_a = -1.4$ logit; à partir de l'item 2 : $\beta_a = -1.4$ logit; à partir de l'item 3 : $\beta_a = -1.4$ logit. Personne b : à partir de l'item 1 : $\beta_b = -2.5$ logits; à partir de l'item 2 : $\beta_b = -1.8$ logit; à partir de l'item 3 : $\beta_b = 3.4$ logits.
La probabilité de réussite de la personne b à chaque item n'est pas déterminée par une même capacité. Deux explications sont possibles : soit la réponse de la personne b est biaisée par un autre facteur que sa capacité, soit la difficulté des items est différente pour les deux personnes. Les trois items ne définissent donc pas une même dimension pour les deux personnes.

2. (a) Rapport de vraisemblance$\{x_1=1\} = \frac{62}{38}$,

Rapport de vraisemblance$\{x_2=1\} = \frac{20}{80}$,

$$\frac{\text{Rapport de vraisemblance}\{x_1 = 1\}}{\text{Rapport de vraisemblance}\{x_2 = 1\}} = \frac{62}{38} \times \frac{80}{20} = 6.5$$

(b) Pour que la difficulté des items soit invariante entre les deux classes, il faut que le rapport des rapports de vraisemblance de réussite aux deux items soit identique pour les deux classes. Dans la deuxième classe, le rapport de vraisemblance de réussite à l'item 1 est égal à $\frac{250}{250} = 1$. Le rapport de vraisemblance de réussite pour l'item 2 dans cette classe doit donc être égal à $\frac{1}{6.5}$ pour que le rapport soit le même que dans la première classe. Sachant que le rapport de vraisemblance $= \frac{P_{ni1}}{1 - P_{ni1}}$, nous pouvons déduire la valeur de la proportion de réussite (P_{ni1}).

Posons x = le nombre de personnes devant réussir l'item 2 pour que la difficulté des items soit invariante dans les 2 classes

$$\frac{P_{n21}}{P_{n20}} = \frac{x}{500 - x} = \frac{1}{6.5}$$

$6.5x = 500-x$

$7.5x = 500$

$x = 67$

3. Le rapport de vraisemblance de réussite de la personne a vaut rapport de vraisemblance $\{x_a = 1\} = \frac{0.64}{0.36}$. Si la personne b est deux fois plus capable que la personne a, le rapport de vraisemblance de sa réussite vaut deux fois le rapport de vraisemblance de réussite de la personne a au même item, soit rapport de vraisemblance $\{x_b = 1\} = \frac{0.64}{0.36} \times 2 =$ 3.56. La probabilité de réussite de la personne b à cet item peut être déduite par un raisonnement analogue à celui de l'exercice 2 et vaut 0.78.

4. (a) La progression du patient à la suite du premier traitement est exprimée par le rapport entre le rapport de vraisemblance de réussite à t_1, soit Rapport de vraisemblance $\{x = 1, t_0\} = \frac{0.4}{1-0.4} = 0.67$, et à t_0, soit Rapport de vraisemblance $\{x = 1, t_1\} = \frac{0.7}{1-0.7} = 2.33$. Le rapport des rapports de vraisemblance de réussite vaut donc $\frac{2.33}{0.67} = 3.5$.

Si le patient fait la même progression suite au deuxième traitement, son rapport de vraisemblance de réussite à la même épreuve de locomotion augmente du même facteur : rapport de vraisemblance $\{x = 1, t_2\} = 2.33 \times 3.5 = 8.17$. La probabilité de réussite correspondante peut être déduite par un raisonnement analogue à celui de l'exercice 2 et vaut $P\{x = 1, t_2\} = 0.89$.

(b) La capacité locomotrice de la personne peut être déterminée comme suit : à t_0, $\beta_{t0} = \ln\frac{0.4}{0.6} + \delta$, à t_1 : $\beta_{t1} = \ln\frac{0.7}{0.3} + \delta$. La différence de capacité de la personne suite au premier traitement (t_1-t_0) est donc égale à $\ln\frac{0.7}{0.3} - \ln\frac{0.4}{0.6} = 1.25$ logit. La différence de capacité de la personne suite au deuxième traitement (t_2-t_1) est égale à $\ln\frac{0.89}{0.11} - \ln\frac{0.7}{0.3} = 1.25$ logit. Une progression identique de la capacité d'une personne donne lieu à l'augmentation du rapport des rapports de vraisemblance de réussite par un même facteur, ce qui se traduit par une même différence lorsqu'elle est exprimée sur une échelle en logits.

5. (a) Deux items sont indépendants si et seulement si la probabilité de réussir les deux items est égale au produit des probabilités de réussite à chacun des deux items independamment. Dans ce cas-ci, les deux items ne sont pas indépendants car $0.34 \times 0.78 \neq 0.56$.

(b) Les réussites des deux items sont indépendantes l'une de l'autre si et seulement si $P\{x_{ni} = 1 \text{ et } x_{nj} = 1\} = P\{x_{ni} = 1\} \times P\{x_{nj} = 1\} = 0.34 \times 0.78 = 0.27$.

6. À partir des scores, il est impossible de déterminer lequel des deux questionnaires est le plus facile. En effet, les scores dépendent non seulement de la difficulté des questions mais également de l'aptitude des étudiants. Si les deux questionnaires ont été distribués à des étudiants différents, dont l'aptitude est inconnue, il est impossible de déterminer la relation entre le score observé et la difficulté des questionnaires.

7. Le rapport des rapports de vraisemblance de réussite de ces deux paires de personnes est identique et vaut 7.39.

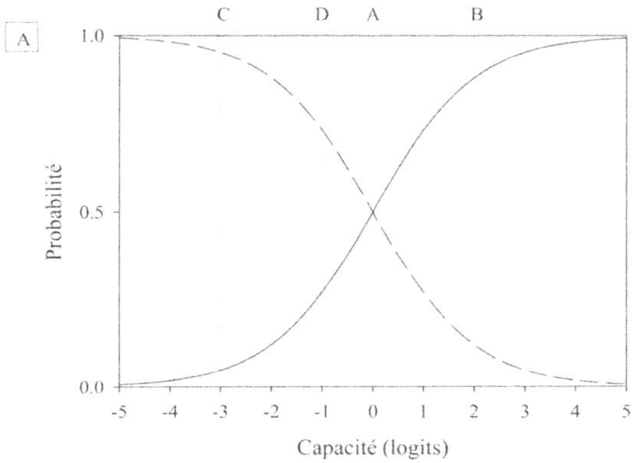

B

	β-δ	P_1	P_0	P_1/P_0	$\frac{P_{B1}\ P_{B0}}{P_{A1}\ P_{A0}}$
A	0	0.50	0.50	1.00	7.39
B	2	0.88	0.12	7.39	

	β-δ	P_1	P_0	P_1/P_0	$\frac{P_{D1}\ P_{D0}}{P_{C1}\ P_{C0}}$
C	-3	0.05	0.95	0.05	7.39
D	-1	0.27	0.73	0.37	

Figure 3.3 – Linéarité de l'échelle de mesure. A : Évolution de la probabilité de réussite (trait plein) et d'échec (traits discontinus) à un item donné en fonction de la localisation de quatre personnes (traits pointillés verticaux). B: Probabilité de réussite (P_1), d'échec (P_0) et rapport de vraisemblance de réussite (P_1/P_0) pour les quatre personnes représentées sur le graphe. La colonne de droite montre le rapport des rapports de vraisemblance de réussite entre deux personnes distantes de 2 logits.

8. Considérons les réponses de 2 personnes de capacité β_m et β_n à un item dichotomique de difficulté δ_i. Ces personnes peuvent réussir ou échouer chacun à l'item i, ce qui nous donne quatre résultats possibles. Ces quatre résultats ainsi que les probabilités d'apparition qui leur sont associées sont présentés au tableau 3.3. Les probabilités d'apparition des résultats sont calculées à partir des équations 2.6 et 2.7.

Personne m	Personne n		
x_m	x_n	Score	Probabilité du résultat
1	1	2	$\frac{\exp(\beta_m - \delta_i)}{1+\exp(\beta_m - \delta_i)} \times \frac{\exp(\beta_n - \delta_i)}{1+\exp(\beta_n - \delta_i)}$
0	1	1	$\frac{1}{1+\exp(\beta_m - \delta_i)} \times \frac{\exp(\beta_n - \delta_i)}{1+\exp(\beta_n - \delta_i)}$
1	0	1	$\frac{\exp(\beta_m - \delta_i)}{1+\exp(\beta_m - \delta_i)} \times \frac{1}{1+\exp(\beta_n - \delta_i)}$
0	0	0	$\frac{1}{1+\exp(\beta_m - \delta_i)} \times \frac{1}{1+\exp(\beta_n - \delta_i)}$

Tableau 3.3 – Quatre possibilités de réponse de deux personnes à un item dichotomique.

À partir de ces différentes possibilités de réponse, cherchons à déterminer laquelle de ces deux personnes est la plus capable. À cette fin, les combinaisons de scores (0,0) et (1,1) ne nous apportent pas d'information quant à la capacité relative des deux personnes. Par contre, à partir des réponses (0,1) et (1,0), nous pouvons déduire la capacité relative des deux personnes. Calculons la probabilité conditionnelle d'observer un échec pour la personne m et une réussite pour la personne n, étant donné que seulement une des deux personnes réussit l'item :

$$P(x_{mi} = 0;\ x_{ni} = 1 \mid \text{score} = 1)$$

$$= \frac{\frac{1}{1+\exp(\beta_m - \delta_i)} \times \frac{\exp(\beta_n - \delta_i)}{1+\exp(\beta_n - \delta_i)}}{\left(\frac{1}{1+\exp(\beta_m - \delta_i)} \times \frac{\exp(\beta_n - \delta_i)}{1+\exp(\beta_n - \delta_i)}\right) + \left(\frac{\exp(\beta_m - \delta_i)}{1+\exp(\beta_m - \delta_i)} \times \frac{1}{1+\exp(\beta_n - \delta_i)}\right)}$$

$$= \frac{\exp(\beta_n - \delta_i)}{\exp(\beta_n - \delta_i) + \exp(\beta_m - \delta_i)}, \text{ en simplifiant le dénominateur commun}$$

$$= \frac{\exp(\beta_n) \times \exp(-\delta_i)}{\exp(\beta_n) \times \exp(-\delta_i) + \exp(\beta_m) \times \exp(-\delta_i)}, \text{ étant donné la propriété de exp}$$

$$= \frac{\exp(\beta_n)}{\exp(\beta_n) + \exp(\delta_m)}, \text{ en simplifiant le facteur commun } \exp(\delta_i)$$

Dans la dernière équation, l'absence du paramètre δ_i montre bien que la probabilité de réussite d'une personne, étant donné que seulement une personne sur les deux réussit l'item, ne dépend pas de la difficulté de l'item. En conséquence, les localisations relatives des deux personnes peuvent être estimées indépendamment des localisations des items auxquels elles répondent.

Chapitre 4
L'estimation des paramètres

Comme nous l'avons vu au chapitre 2, le modèle de Rasch permet de déterminer la probabilité qu'une personne donnée choisisse une réponse donnée à un item donné. Pour cela, le modèle utilise différents types de paramètres : (1) la capacité d'une personne donnée n (β_n), (2) la difficulté d'un item donné i (δ_i) et dans le cas d'un item polytomique, (3) la localisation des seuils qui séparent les catégories de réponse de l'item (τ). Ces paramètres ne sont pas connus *a priori*. Cependant, à partir des réponses d'un échantillon de personnes à un ensemble d'items, il est possible d'estimer leurs valeurs.

Il existe différentes procédures d'estimation des paramètres du modèle. Ces procédures sont formulées comme des algorithmes itératifs ou analytiques. Pour certaines procédures, une hypothèse doit être posée quant à la distribution des mesures, mais ce n'est pas le cas pour d'autres procédures (Wright & Master, 1982; Linacre, 1999). Ces procédures sont implémentées dans des programmes informatiques spécifiques à l'analyse de données à l'aide du modèle de Rasch tels que Winsteps© (Linacre, 2004) ou RUMM© (Andrich et coll., 2004a). Les résultats sont également accompagnés d'une mesure de l'erreur standard qui permet de quantifier la précision des estimations. Les paramètres estimés à l'aide de ces procédures déterminent les mesures qui sous-tendent les réponses observées. Il est toutefois nécessaire de vérifier l'ajustement des réponses réellement observées aux réponses prédites par le modèle. Cette dernière opération permet de vérifier si la réponse des personnes s'ajuste aux critères de mesure objective formulés par le modèle, et permet d'établir la validité statistique des estimations. Cette vérification sera décrite au chapitre 5.

Dans ce chapitre, nous présentons deux procédures d'estimation des paramètres : la procédure inconditionnelle (Wright & Pachapakesan, 1969) et la procédure pairée (Rasch, 1960; Choppin, 1968). Nous verrons également comment la précision de l'estimation peut être déterminée à l'aide de l'erreur standard. Pour illustrer ces procédures, nous utiliserons, à titre d'exemple, une matrice de réponse de 12 personnes à 12 items dichotomiques. Avant d'estimer les paramètres du modèle proprement dits, certaines propriétés des données peuvent être mises en évidence en préparant la matrice des réponses.

4.1. La préparation de la matrice des réponses

La matrice de données présentée au tableau 4.1 montre l'ensemble des réponses obtenues par un échantillon de 12 personnes (notées de a à l) à un test composé de 12 items dichotomiques (notés de 1 à 12). Chaque ligne représente l'ensemble des scores d'une personne à tous les items. Chaque colonne représente l'ensemble des scores de toutes les personnes à un item.

	Items												
Personnes	**1**	**2**	**3**	**4**	**5**	**6**	**7**	**8**	**9**	**10**	**11**	**12**	**Score total (r_n)**
a	1	0	0	1	1	0	1	0	1	1	1	0	7
b	0	0	0	0	1	0	0	1	0	0	0	0	2
c	0	1	1	1	1	0	1	0	1	0	1	1	8
d	0	0	0	0	1	0	0	1	1	0	1	0	4
e	0	1	1	0	1	0	1	0	1	1	1	0	7
f	1	1	1	1	1	0	1	1	1	1	1	1	11
g	0	1	0	0	1	0	1	1	1	0	0	0	5
h	0	1	1	1	1	0	1	0	1	1	1	1	9
i	0	1	0	1	0	0	1	1	1	1	0	0	6
j	1	0	1	1	0	0	0	1	0	0	0	1	5
k	0	0	0	0	0	0	0	1	1	0	0	0	2
l	1	1	1	0	1	0	1	0	1	1	1	0	8
Score total (s_i)	4	7	6	6	9	0	8	7	10	6	7	4	

Tableau 4.1 – Matrice des réponses d'un échantillon de 12 personnes à un ensemble de 12 items.

La dernière colonne du tableau 4.1 présente le score total pour chaque personne (r_n), calculé comme la somme des scores de cette personne à tous les items :

$$r_n = \sum_{i=1}^{L} x_{ni} \qquad (4.1)$$

où L est le nombre total d'items.

La dernière ligne du tableau 4.1 présente le score total pour chaque item (s_i), calculé comme la somme des scores de toutes les personnes à cet item :

$$s_i = \sum_{n=1}^{N} x_{ni} \qquad (4.2)$$

où N est le nombre total de personnes.

À partir des scores totaux, nous pouvons trier les personnes par ordre de capacité et les items par ordre de difficulté. Au plus le score d'une personne est élevé, au plus grand est le nombre d'items qu'elle a réussi, et donc au plus la personne est capable. Au plus le score d'un item est élevé, au plus grand est le nombre de personnes qui l'ont réussi, et donc au plus l'item est facile. Il est donc possible de réorganiser la matrice de données en triant simultanément les personnes par ordre de capacité et les items par ordre de difficulté. La matrice de données réorganisée est présentée au tableau 4.2. Les personnes sont triées du haut vers le bas par ordre de score décroissant, c'est-à-dire par ordre de capacité décroissante. Les items sont triés de gauche à droite par ordre de score décroissant, c'est-à-dire par ordre de difficulté croissante. Cette matrice de réponses ordonnées permet d'établir une série de constats.

	Items												
Personnes	**9**	**5**	**7**	**11**	**8**	**2**	**10**	**3**	**4**	**12**	**1**	**6**	**Score total (r_n)**
f	1	1	1	1	1	1	1	1	1	1	1	0	11
h	1	1	1	1	0	1	1	1	1	1	0	0	9
l	1	1	1	1	0	1	1	1	0	0	1	0	8
c	1	1	1	1	0	1	0	1	1	1	0	0	8
a	1	1	1	1	0	0	1	0	1	0	1	0	7
e	1	1	1	1	0	1	1	1	0	0	0	0	7
i	1	0	1	0	1	1	1	0	1	0	0	0	6
g	1	1	1	0	1	1	0	0	0	0	0	0	5
j	0	0	0	0	1	0	0	1	1	1	1	0	5
d	1	1	0	1	1	0	0	0	0	0	0	0	4
k	1	0	0	0	1	0	0	0	0	0	0	0	2
b	0	1	0	0	1	0	0	0	0	0	0	0	2
Score total (s_i)	10	9	8	7	7	7	6	6	6	4	4	0	

Tableau 4.2 – Matrice des réponses ordonnées de 12 personnes à un ensemble de 12 items.

Le pattern «diagonal»

Tout d'abord, notons qu'une personne qui réussit un certain nombre d'items parmi les 12 items du test devrait avoir tendance à réussir les items les plus faciles et à échouer aux items les plus difficiles. De même, un item qui est réussi par un certain nombre de personnes parmi les 12 participants devrait avoir tendance à être réussi par les personnes les plus capables et échoué par les personnes les moins capables.

Exemple : La personne h, ayant un score total de 9, a réussi 9 des 10 items les plus faciles et a échoué aux 2 items les plus difficiles. De même, l'item 10, ayant un score total de 6, a été réussi par 5 des 6 personnes les plus capables et a été échoué par les 5 personnes les moins capables.

D'après l'équation 2.6, pour une personne de capacité donnée (β_n), la probabilité de réussite d'un item (P_{ni1}) diminue en fonction de la difficulté de l'item (δ_i). En pratique, seuls les scores de 0 (échec) ou 1 (réussite) peuvent être observés pour des items dichotomiques. Dès lors, le pattern de réponses attendu pour une personne est composé d'une série de 0 pour les items les plus difficiles, d'une combinaison de 0 et de 1 pour les items de difficulté moyenne, et d'une série de 1 pour les items les plus faciles. Ce pattern attendu se traduit par une distribution des scores de 0 et de 1 autour de la «diagonale» dans la matrice des réponses ordonnées présentée au tableau 4.2. Les différents niveaux de gris utilisés montrent que les réponses observées sont assez proches du pattern attendu, à quelques exceptions près. Nous reviendrons sur ce point plus en détail par la suite, notons pour le moment que la personne j présente une réponse inattendue, ayant échoué aux 4 items les plus faciles alors qu'elle réussit 4 des 5 items les plus difficiles. De même, l'item 8 est réussi par les 6 personnes les moins capables et est échoué par 5 des 6 personnes les plus capables. Ces réponses inattendues feront l'objet d'une investigation détaillée au chapitre 5.

Des statistiques suffisantes

À partir de la matrice des réponses observées, il est possible de déterminer une statistique suffisante pour l'estimation de la localisation de chaque personne et de chaque item. D'après la formulation du modèle, la réponse d'une personne ayant un score total donné à une série d'items ne dépend que de la difficulté relative des items (*cf.* encart 3.1). Dès lors, le score total de la personne contient toute l'information suffisante pour estimer sa localisation. Le pattern de réponses n'apporte aucune information supplémentaire quant à sa capacité. Le concept de statistique suffisante, introduit par Fisher (1921), est fondamental dans le cadre du modèle de Rasch car il permet d'estimer la localisation d'une personne ou d'un item à l'aide d'un seul paramètre. Par exemple, pour la procédure inconditionnelle, les scores totaux des items (r_n) et des personnes (s_i) sont des statistiques suffisantes. Le pattern de réponses des items et des personnes ne contient aucune information supplémentaire pour l'estimation. Par conséquent, toutes les personnes ayant le même score total auront la même localisation estimée et tous les items ayant même score total auront la même localisation estimée. Le pattern de réponses n'interviendra que par la suite, pour déterminer la validité statistique des estimations.

Les scores extrêmes

La réorganisation de la matrice des réponses nous permet également de mettre en évidence les scores extrêmes. Considérons la réponse de notre échantillon de personnes à l'item 6. Toutes les personnes ont échoué à cet item, indiquant qu'il est trop difficile pour notre échantillon. Il nous est donc impossible de déterminer sa difficulté. La seule certitude est que l'item est trop difficile mais il nous est impossible de le localiser plus précisément sur l'échelle de mesure.

Exemple : Lors d'une épreuve olympique du saut à la perche, si 10% des athlètes franchissent une barre située à 6.10 m, nous pouvons affirmer que la difficulté de sauter cette hauteur devrait être plus faible que la capacité moyenne des 10% des athlètes qui passent la barre et plus élevée que la capacité moyenne des 90% des athlètes qui ne la passent pas. Par contre, si aucun des athlètes ne franchit une barre située à 6.50 m, il nous est impossible de localiser la difficulté de franchir cette barre par rapport à la capacité des athlètes. La seule certitude est que la barre est trop difficile à franchir, mais de combien?

Nous venons de voir qu'il est théoriquement impossible d'estimer la localisation d'un item trop difficile pour l'échantillon de personnes y ayant répondu. Il en va de même bien sûr pour un item trop facile, réussi par tout l'échantillon; ainsi que pour les personnes ayant un score maximal à l'ensemble du test et pour les personnes ayant un score nul. Ces personnes sont soit trop capables soit trop peu capables par rapport à la difficulté du test. Leur localisation théorique se trouve à l'infini sur l'échelle de mesure de la variable. En pratique, les personnes ou les items ayant un score extrême (c'est-à-dire soit nul soit maximal) sont supprimés de la matrice des données en vue de l'estimation des paramètres. C'est le cas, par exemple, de l'item 6, échoué par l'ensemble de l'échantillon. Notons cependant que la recherche des scores extrêmes est un processus itératif. En effet, après avoir supprimé l'item 6, il apparaît que la personne f a obtenu un score maximal à l'ensemble du test formé par les 12 items originaux moins l'item extrême. La réponse de cette personne sera également supprimée pour l'estimation des paramètres.

S'il est théoriquement impossible de localiser des scores extrêmes à une valeur finie sur l'axe de mesure de la variable, différentes approches ont été proposées pour leur attribuer une localisation plausible (Wright, 1998). Ces différentes approches sont basées sur l'idée qu'un score extrême est conservé dans l'analyse parce qu'il est jugé pertinent dans le sens où l'item ou la personne est susceptible d'apporter une information par la suite. En conséquence, un score extrême implique une mesure seulement légèrement en dehors de la plage de mesure du test, pas une mesure considérablement plus éloignée de cette plage. Par exemple, une de ces approches consiste à soustraire (ou à additionner) 0.3 au score extrême. Ensuite, une mesure pour cet item ou cette personne «non extrême» peut être estimée de manière habituelle.

Exemple : La localisation de l'item 6 peut être estimée à une valeur finie en considérant un score total de 0.3 au lieu de 0 de sorte que sa mesure ne soit pas infinie.

4.2. La procédure pairée (PAIR)

La procédure pairée a été développée par Rasch (1960) et affinée par la suite par Chopin (1968). Cette procédure d'estimation est basée sur la séparation des paramètres que nous avons illustrée précédemment (*cf.* encart 3.1). Cette procédure est utilisée dans le logiciel RUMM© (Andrich et coll., 2004a) pour l'estimation de la localisation des items. Une fois que la localisation des items est déterminée, ce logiciel estime la localisation des personnes à l'aide de la procédure inconditionnelle que nous illustrerons au paragraphe suivant.

La procédure pairée considère une paire d'items et détermine la localisation relative des deux items à partir de la probabilité de réussir un item de la paire, à condition que seul un des deux items soit réussi, d'où le nom de procédure pairée. Nous illustrerons le principe de cette procédure à l'aide de la matrice de données présentée au tableau 4.2, en considérant la paire d'items 1 et 2. Les réponses des personnes (excepté la personne f ayant un score extrême) aux deux items sont reprises au tableau 4.3. Notons que les personnes sont triées par ordre décroissant de leur score total aux deux items. Le score total à la paire d'items peut être égal à 2 si la personne a réussi les deux items, à 1 si la personne a réussi l'un des deux items ou à 0 si la personne a échoué aux deux items. Si nous cherchons à déterminer la difficulté relative des deux items, les personnes ayant réussi les deux items ou ayant échoué aux deux items n'apportent aucune information car, pour elles, les deux items sont soit trop faciles soit trop difficiles. Par contre, en considérant les personnes ayant réussi l'un des deux items uniquement, nous pouvons estimer leur difficulté relative. La probabilité conditionnelle de réussir l'item 1 sachant que seul l'un des deux items (1 ou 2) est réussi peut être estimée par le rapport entre le nombre de personnes ayant réussi l'item 1 et échoué à l'item 2 et le nombre de personnes ayant obtenu un score total de 1 à la paire d'items. La probabilité théorique est donc estimée par une proportion observée. À l'aide de cette estimation de la probabilité conditionnelle, nous pouvons déduire intuitivement que l'item 2 est plus facile que l'item 1 vu que sur les 7 personnes qui réussissent l'un des deux items, 5 d'entre elles ont réussi l'item 2.

	Items		
Personnes	**1**	**2**	**Score total**
b	0	0	0
d	0	0	0
k	0	0	0
a	1	0	1
c	0	1	1
e	0	1	1
g	0	1	1
h	0	1	1
i	0	1	1
j	1	0	1
f	1	1	2
l	1	1	2

Tableau 4.3 – Réponses des personnes aux items 1 et 2, ordonnées en fonction de leur score total à ces deux items.

Ce processus peut être généralisé pour toutes les paires d'items i et j en calculant le nombre de personnes, f_{ij}, ayant réussi l'item i et ayant échoué à l'item j étant donné qu'elles ont réussi l'un des deux items seulement. Cette statistique (f_{ij}) constitue, dans le cadre de la méthode pairée, la statistique suffisante qui permet d'estimer la valeur des paramètres des items. Nous pouvons également calculer le nombre complémentaire de personnes, f_{ji}, ayant réussi l'item j et ayant échoué à l'item i étant donné qu'elles ont réussi l'un des deux items seulement. Nous pouvons également noter $F_{ij} = f_{ij} + f_{ji}$, le nombre de personnes ayant réussi un seul des deux items de la paire i et j. Les proportions de f_{ij}/F_{ij} sont présentées pour toutes des paires d'items au tableau 4.4. Chaque cellule du tableau 4.4. est un estimateur de la probabilité conditionnelle présentée à l'équation 3.1 de l'encart 3.1, faisant intervenir uniquement la localisation des deux items considérés.

Le tableau 4.4 constitue la matrice de données pour la procédure PAIR. Cette procédure vise à maximiser la probabilité de la matrice entière afin d'estimer les localisations des items. Les équations de la méthode pairée et le détail de leur résolution sont présentés dans les ouvrages de Wright & Masters (1982) et de Andrich (1988). Cette procédure d'estimation est basée sur les proportions relatives de réussite aux différents items considérés deux à deux. En conséquence, seules les

		item j				
	f_{ij}/F_{ij}	1	2	3	...	12
	1		2/7	1/4	...	2/4
	2	5/7		2/3	...	4/5
item i	3	3/4	1/3		...	2/2
	...	...	...	...		...
	12	2/4	1/5	0/2	...	

Tableau 4.4 – Matrice de comparaisons pairées pour les 10 items dichotomiques.

localisations relatives des différents items pourront être estimées. Afin de lever cette indétermination, par convention, la somme des localisations des items est fixée à zéro. Les résultats de l'estimation sont présentés au tableau 4.5 indiquant la localisation, en logits, de chaque item sur l'échelle de mesure de la variable.

4.3. La procédure inconditionnelle (UCON)

La procédure inconditionnelle a été développée par Wright & Panchapakesan en 1969. Cette procédure d'estimation formule la probabilité d'observer la matrice des réponses en fonction des paramètres β et δ; ensuite, elle estime la valeur des paramètres pour lesquels cette probabilité est maximale. Cette procédure peut être utilisée pour estimer conjointement la localisation des personnes et des items, d'où son nom de procédure inconditionnelle. La procédure inconditionnelle prend en considération la probabilité de la matrice entière des réponses (tableau 4.2), à l'exception des scores extrêmes qui sont traités ultérieurement (Wright, 1998). Cette probabilité fait intervenir tous les paramètres du modèle, c'est-à-dire la localisation de chaque personne et la localisation de chaque item. Un processus itératif permet ensuite de déterminer la valeur que doit prendre chaque paramètre pour maximiser la probabilité d'obtenir la matrice des réponses observées. La formulation de la probabilité de la matrice des réponses ainsi que sa réduction est détaillée à l'encart 4.1.

Les localisations des personnes et des items sont estimées conjointement à l'aide de la procédure inconditionnelle dans le logiciel Winsteps© (Linacre, 2004). Une alternative consiste à estimer uniquement la localisation des personnes si la localisation des items a été estimée auparavant (à l'aide de la procédure pairée, par exemple).

Encart 4.1 – La procédure inconditionnelle.

La formulation du modèle dichotomique de Rasch détermine la probabilité qu'une personne n avec une capacité β_n obtienne un score de x_{ni} à l'item i de difficulté δ_i :

$$\{x_{ni} \mid \beta_n, \delta_i\} = \frac{\exp x_{ni}(\beta_n - \delta_i)}{1 + \exp(\beta_n - \delta_i)} \qquad (1)$$

où x_{ni} prend les valeurs de 1 ou de 0.

La probabilité du vecteur des réponses de l'ensemble des personnes à l'item i (x_{1i}, x_{2i}, ..., x_{Ni}) est égal au produit des probabilités de chaque réponse individuelle à condition que les réponses soient indépendantes :

$$\{(x_{1i}, x_{2i}, \ldots, x_{Ni}) \mid (\beta_n), \delta_i\} = \frac{\exp x_{1i}(\beta_1 - \delta_i)}{1 + \exp(\beta_1 - \delta_i)} \times \frac{\exp x_{2i}(\beta_2 - \delta_i)}{1 + \exp(\beta_1 - \delta_i)} \times \ldots \times \frac{\exp x_{Ni}(\beta_N - \delta_i)}{1 + \exp(\beta_N - \delta_i)} =$$

$$\prod_{n=1}^{L} \left\{ \frac{\exp x_{ni}(\beta_n - \delta_i)}{1 + \exp(\beta_n - \delta_i)} \right\}$$

De même, la probabilité du vecteur des réponses d'une personne n à l'ensemble des items (x_{n1}, x_{n2}, ..., x_{nL}) est égal au produit des probabilités de chaque réponse individuelle à condition que les réponses soient indépendantes :

$$\{(x_{n1}, x_{n2}, \ldots, x_{nL}) \mid \beta_n, (\delta_i)\} = \frac{\exp x_{n1}(\beta_n - \delta_1)}{1 + \exp(\beta_n - \delta_1)} \times \frac{\exp x_{n2}(\beta_n - \delta_2)}{1 + \exp(\beta_n - \delta_2)} \times \ldots \times \frac{\exp x_{nL}(\beta_n - \delta_L)}{1 + \exp(\beta_n - \delta_L)}$$

$$= \prod_{i=1}^{L} \left\{ \frac{\exp x_{ni}(\beta_n - \delta_i)}{1 + \exp(\beta_n - \delta_i)} \right\}$$

Dès lors, la probabilité d'obtenir la matrice des réponses observées est égale au produit de la probabilité de toutes les réponses individuelles, à condition que les réponses soient indépendantes :

$$\{((x_{ni})) \mid (\beta_n), (\delta_i)\} = \prod_{n=1}^{N} \prod_{i=1}^{L} \left\{ \frac{\exp x_{ni}(\beta_n - \delta_i)}{1 + \exp(\beta_n - \delta_i)} \right\} \qquad (2)$$

En effectuant les produits au numérateur de l'équation (2) et en utilisant les Equations 4.1 et 4.2, l'équation (2) devient :

$$\{((x_{ni})) \mid (\beta_n), (\delta_i)\} = \frac{\exp\left[\sum_{n=1}^{N} r_n \beta_n - \sum_{i=1}^{L} s_i \beta_i \right]}{\prod_{n=1}^{N} \prod_{i=1}^{L} [1 + \exp(\beta_n - \delta_i)]} \qquad (3)$$

Le logarithme népérien de la probabilité d'obtenir la matrice des réponses observées est égal à :

$$\ln(\{((x_{ni})) \mid (\beta_n), (\delta_i)\}) = \sum_{n=1}^{N} r_n \beta_n - \sum_{i=1}^{L} s_i \delta_i - \sum_{n=1}^{N} \sum_{i=1}^{L} \ln[1 + \exp(\beta_n - \delta_i)] \qquad (4)$$

L'équation (4) indique que les scores totaux (r_n et s_i) sont les statistiques suffisantes pour estimer les paramètres β_n et δ_i, car les observations x_{ni} n'interviennent plus dans la détermination de la probabilité d'obtenir la matrice des réponses observées.

Les dérivées de l'équation (4) par rapport à β et à δ permettent de déterminer les valeurs des paramètres qui maximisent la probabilité d'obtenir la matrice des réponses observées. La résolution du système d'équations est assurée par un algorithme itératif décrit en détail dans l'ouvrage de Wright & Stone (1979).

Comme l'indique l'encart 4.1, le score total des personnes et des items constitue la statistique suffisante utilisée dans la procédure inconditionnelle. Par conséquent, tous les items ayant le même score total auront la même localisation d'après une estimation inconditionnelle. Ce n'est pas le cas dans l'estimation pairée car une autre statistique suffisante est utilisée pour l'estimation des items. La procédure inconditionnelle, comme la procédure pairée, est itérative. Cela signifie que la procédure consiste à calculer la réponse attendue pour un ensemble de valeurs des paramètres δ_i et β_n et à ajuster ensuite la valeur de ces paramètres pour que la réponse attendue se rapproche le plus possible de la réponse observée. La valeur de départ pour chaque paramètre est déterminée par le logarithme du rapport entre le nombre d'items réussis et le nombre d'items échoués par chaque personne (Wright & Stone, 1979) et une valeur analogue est déterminée pour chaque item. L'estimation est arrêtée soit après un nombre d'itérations prédéfini soit lorsque la différence entre le score total observé et le score total attendu est inférieure à une valeur prédéfinie. Les valeurs obtenues à l'issue la procédure itérative déterminent la localisation des personnes et des items.

Notons également qu'une faiblesse de cette méthode résulte de la présence de la localisation des personnes (β_n) dans l'équation de la matrice des réponses. De ce fait, elle entraîne une estimation biaisée de la localisation des items (δ_i). Une estimation non biaisée nécessite une approche pour laquelle la localisation des personnes n'intervient pas dans l'estimation de la localisation des items. Wright & Douglas (1977a) discutent cette problématique en détail et montrent que ce biais peut être corrigé en multipliant les estimations des localisations des items par un facteur (L-1)/L où L est le nombre total d'items.

Le détail des équations nécessaires pour l'estimation des paramètres et des erreurs standards qui leur sont associées est présenté dans des ouvrages spécialisés (Wright & Douglas, 1977a; Wright & Douglas, 1977b; Wright & Stone, 1979). Les résultats de l'estimation sont présentés au tableau 4.5 indiquant la localisation, en logits, de chaque item sur l'échelle de mesure de la variable. Notons que les items 2, 8 et 11 ont le même score total, égal à 7. Leur localisation est donc identique dans le cas de l'estimation inconditionnelle alors qu'une faible variation dans la localisation des mêmes items est observée dans le cas de l'estimation pairée.

	Estimation inconditionnelle (UCON)		Estimation pairée (PAIR)	
item	δ_i (logits)	SE (logits)	δ_i (logits)	SE (logits)
9	-1.58	0.78	-1.57	0.82
5	-1.00	0.69	-0.89	0.73
7	-0.52	0.64	-0.54	0.70
8	-0.09	0.62	-0.10	0.68
11	-0.09	0.62	0.00	0.68
2	-0.09	0.62	0.05	0.67
4	0.32	0.61	0.15	0.67
3	0.32	0.61	0.23	0.67
10	0.32	0.61	0.47	0.67
1	1.20	0.67	1.05	0.71
12	1.20	0.67	1.14	0.71

Tableau 4.5 – Localisations des items selon les procédures inconditionnelle et pairée.

4.4. Les erreurs associées aux estimations des paramètres

Les estimations obtenues sont toujours accompagnées d'un certain degré d'imprécision. L'erreur standard (SE) des localisations rend compte de cette imprécision. La valeur de l'erreur varie en fonction de différents facteurs. Le premier est le nombre d'observations pour le paramètre considéré. Dans notre exemple, l'erreur standard pour la localisation des items aurait été moins importante si l'échantillon avait été plus grand. Un deuxième facteur est le ciblage des items par rapport à la population. Si la localisation des personnes est fortement excentrée par rapport à la localisation des items, les estimations des deux ensembles de paramètres (β et δ) seront moins précises. Le tableau 4.5 montre que l'erreur standard est plus grande pour les items localisés aux extrémités du continuum, c'est-à-dire les items les moins bien ciblés par rapport à la distribution des personnes.

Exemple : Imaginons une épreuve consistant à différencier deux masses en les soupesant. Dans le premier cas, les deux masses à différencier pèsent 100 et 150 g. La personne différencie facilement les deux masses car elles sont proches de sa zone de sensibilité. Dans le second cas, les deux masses à différencier pèsent 10 et 10.050 kg. Malgré que la différence soit identique, la personne a beaucoup plus de difficulté à la percevoir car elles sont beaucoup plus éloignées de sa zone de sensibilité. Par analogie, plus la difficulté d'un item est ciblée par rapport à la capacité de la personne, plus la réponse de la personne permettra une estimation précise de la difficulté de l'item.

Dans le cas de la procédure inconditionnelle, l'estimation de l'erreur découle de l'algorithme d'estimation des localisations (Wright & Masters, 1982). Dans le cas de la procédure pairée, l'erreur standard est sous-estimée car un même vecteur de réponses est utilisé dans de nombreuses comparaisons pairées. Par conséquent, l'erreur standard est estimée par l'équation de la méthode inconditionnelle à l'issue de l'estimation de la localisation des items par la méthode pairée (Andrich, 1988; Linacre, 1999).

4.5. La représentation des paramètres

Quelle que soit la procédure utilisée, celle-ci aboutit à un ensemble d'estimations pour les items et les personnes sur une échelle d'intervalles dont l'unité est le logit. Le tableau 4.5 et la figure 4.1 montrent des exemples de représentation chiffrée et graphique respectivement. Un tableau similaire au tableau 4.5 peut être obtenu pour les personnes. Deux estimations des localisations des items (δ_i) sont présentées dans ce tableau, l'une selon la procédure inconditionnelle et l'autre selon la procédure pairée. La figure 4.1 fournit une représentation simultanée de la capacité des personnes et de la difficulté des items le long de la même échelle représentée verticalement sur la figure. La figure montre que l'étendue du questionnaire recouvre toutes les personnes exceptées trois personnes (h, k et b) localisées aux extrémités de l'échelle. D'après l'unité de mesure, le logit, définie au chapitre 2, la distance entre la localisation d'une personne et d'un item (β_n-δ_i) représente le logarithme népérien du rapport de vraisemblance de réussite de cette personne à cet item (P_{ni1}/P_{ni0}). Cette distance est donc une mesure de la probabilité de réussite à l'item. La personne d, par exemple, a une probabilité de réussite supérieure à 0.5 pour les deux items les plus faciles (5 et 9) et inférieure à 0.5 pour les autres items du test. La personne i à une probabilité de réussite de 0.5 pour l'item 3, une probabilité de réussite inférieure à 0.5 pour les items 1, 12 et 10 et une probabilité de réussite supérieure à 0.5 pour les autres items, plus faciles. De même, l'item 7, par exemple, a une probabilité inférieure à 0.5 d'être réussi par les personnes d, k et b et une probabilité supérieure à 0.5 d'être réussi par les autres personnes. Cette représentation met en évidence les items qui sont redondants (items 11, 2 et 4) ainsi que le zones de l'échelle de mesure où certains items pourraient être insérés pour couvrir la totalité du continuum (entre les items 1 et 10 par exemple).

```
------------------------------------------------------------
LOCALISATION        PERSONNES        ITEMS
------------------------------------------------------------
    2.0      Plus capable      |  Plus difficile
                               |
                            h  |
                               |
                               |
    1.0                    lc  |  1      12
                               |
                           ae  |
                               |  10
                            i  |  3
    0.0                        |  11     2     4
                           gj  |  8
                               |
                               |  7
                            d  |
   -1.0                        |  5
                               |
                               |
                               |  9
                           kb  |
   -2.0      Moins capable     |  Plus facile
------------------------------------------------------------
```

Figure 4.1 – Représentation graphique de la capacité des personnes et de la difficulté des items le long de l'échelle de mesure. La colonne de gauche présente la capacité des personnes le long de la variable allant de «moins capable» (en bas) à «plus capable» (en haut). La colonne de droite présente la difficulté des items allant de «plus facile» (en bas) à «plus difficile» (en haut).

4.6. Résumé

1) Procédure d'estimation

PROGRAMME	ITEMS	PERSONNES	ESTIMATION
Winsteps©	UCON	UCON	Simultanée
RUMM©	PAIR	UCON	Items puis personnes

2) Statistiques suffisantes

PAIR	Proportion de personnes ayant réussi l'un des deux items d'une paire sachant qu'un seul des deux est réussi (f_{ij})
UCON	Score total des personnes (r) et des items (s)

3) Erreur standard

Evolue inversement avec la taille de l'échantillon et sera d'autant plus importante que l'item est fortement excentré par rapport à l'échantillon.

Tableau 4.6 – Procédures d'estimation du modèle.

4.7. Exercices

1. Pour quelle raison un item ou une personne pourrait être éliminé *a priori* de l'analyse?

2. La figure 4.2 présente les localisations de 50 personnes (X) et de 20 items.
(a) Quel est l'item le plus facile? Quel est l'item le plus difficile?
(b) Quelle conclusion pouvez-vous tirer quant au ciblage des items par rapport à l'échantillon? Comment le ciblage peut-il être amélioré?
(c) Quelle est la répercussion d'un tel ciblage sur l'erreur d'estimation des localisations des personnes et des items?

```
------------------------------------------------------------
LOCALISATION     PERSONNES       ITEMS
------------------------------------------------------------
  5.0       Plus capable    |     Plus difficile
                            |
                            |
                          X |
                            |
  4.0                     X |
                        XXX |
                            |
                            |
                         XX |
  3.0                  XXXX |
                         XX |
                        XXX |
                     XXXXXX |
                         XX |
  2.0               XXXXXXX | 3
                       XXXX |
                       XXXX | 9
                          X |
                       XXXX | 08
  1.0                   XXX |
                            | 7
                         XX | 20     14
                            |
                          X | 19
  0.0                       | 5      6
                          X | 17
                            | 15     18
                            |
                            | 16     4
 -1.0                       | 13
                            |
                            |
                            | 10
                            | 1
 -2.0                       | 2
                            |
                            |
                            |
                            | 11
 -3.0       Moins capable   |     Plus facile
------------------------------------------------------------
X = 1 Personne
------------------------------------------------------------
```

Figure 4.2 – Représentation graphique de la capacité des 50 personnes et de la difficulté des 20 items le long de l'échelle de mesure.

3. Dans la matrice de comparaisons pairées (tableau 4.4), déterminez les valeurs de f_{38}, f_{64}, f_{62} et f_{87} (f_{38} représente le nombre de personnes ayant réussi l'item 3 et échoué à l'item 8 étant donné qu'un seul de ces deux items est réussi).

4.8. Solutions

1. Parce que cet item ou cette personne a soit un score maximum soit un score minimum et a donc de ce fait une difficulté ou une capacité en dehors de l'étendue de mesure du test.

2. (a) Item le plus facile : item 11. Item le plus difficile : item 3.
(b) Les items sélectionnés sont trop faciles par rapport à la capacité de l'échantillon. Il serait opportun d'ajouter des items plus difficiles ou de remplacer certains items par des items plus difficiles.
(c) La taille de l'erreur standard associée à l'estimation de la capacité de la personne est d'autant plus importante que cette personne est mal ciblée par rapport à la difficulté des items. La taille de l'erreur standard associée à l'estimation de la difficulté de l'item est d'autant plus importante que cet item est mal ciblé par rapport à la capacité de l'échantillon.

3. $f_{38} = 4/9$; $f_{64} = 0/6$; $f_{62} = 0/7$; $f_{87} = 4/9$.

Chapitre 5
La vérification des critères d'une mesure objective

Nous avons vu au chapitre 4 que la localisation de chaque personne sur l'échelle de mesure peut être estimée à l'aide du score total qu'elle a obtenu à l'ensemble d'un test (pour autant qu'elle ait répondu à tous les items). De plus, nous avons vu que le score total est une statistique suffisante pour estimer la localisation de la personne sur l'échelle de mesure. Il s'ensuit que toutes les personnes ayant le même score total auront, par définition, la même localisation sur l'échelle de mesure. Cependant, deux personnes ayant réussi des combinaisons d'items différentes peuvent obtenir le même score total. Il est donc nécessaire de vérifier dans quelle mesure l'ensemble des réponses de chaque personne à chaque item se conforme aux prescriptions du modèle afin d'établir la validité statistique des paramètres estimés (Rasch, 1960).

L'ensemble des données observées peut être comparé avec les scores attendus. Les scores attendus sont calculés à l'aide du modèle en fonction des localisations estimées pour chaque personne et chaque item à partir des scores totaux. Dans la première partie de ce chapitre, nous exposerons les méthodes utilisées pour vérifier l'ajustement des données observées aux prescriptions du modèle. Ces méthodes seront illustrées à l'aide de la matrice de réponses de 12 personnes à 12 items dichotomiques que nous avons déjà utilisée au chapitre 4.

Les méthodes permettant de quantifier l'ajustement des données aux prescriptions du modèle s'appliquent tant aux réponses dichotomiques qu'aux réponses polytomiques. Toutefois, dans le cas d'items polytomiques, une vérification supplémentaire s'impose. Les échelles de réponses polytomiques présentent généralement un ordre *a priori*, par exemple : (0) «pas du tout», (1) «un peu», (2) «beaucoup»; ou (0) «impossible», (1) «très difficile», (2) «difficile», (3) «facile», (4) «très facile». Dans les deux exemples, plus le score est élevé et plus la réponse représente une quantité élevée de la variable latente. L'ordre des catégories de réponse est donc postulé *a priori*. En effet, en règle générale, une personne estimant une activité comme «facile» devrait avoir une plus grande capacité qu'une personne estimant la même activité comme «difficile». Les différentes catégories de réponse à un item polytomique sont séparées par des seuils, qui sont également localisés sur l'échelle de mesure de la variable latente. À l'issue de l'estimation, il est donc également nécessaire de vérifier si l'ordre postulé *a priori* est bien vérifié dans les données observées (Andrich, 1996a). Dans la seconde partie de ce chapitre, nous exposerons les méthodes utilisées pour vérifier si l'ordre postulé pour les catégories de réponse d'un item polytomique est bien observé.

5.1. La vérification de l'ajustement des données aux prescriptions du modèle

5.1.1. Les réponses observées et les scores attendus

Dans le cadre de la préparation de la matrice de réponses (*cf.* chapitre 4), nous avons vu que les réponses observées permettent de calculer les scores totaux de chaque personne (r_n) et de chaque item (s_i). Ces scores totaux constituent les statistiques suffisantes pour estimer la localisation des personnes et des items sur l'échelle de mesure. Une personne ayant un score total élevé aura une capacité élevée vu qu'elle a réussi un grand nombre d'items. Un item ayant un score total élevé aura une difficulté faible, vu qu'il a été réussi par un grand nombre de personnes. Il est important de noter que plusieurs personnes (items) peuvent obtenir le même score total en ayant réussi différentes combinaisons d'items, c'est-à-dire en ayant un pattern de réponses différent. Cependant, certains patterns de réponses se conforment plus aux prescriptions du modèle de Rasch que d'autres.

La formulation du modèle de Rasch (*cf.* équation 2.6) indique que pour une personne de capacité donnée, la probabilité de réussite diminue en fonction de la difficulté de l'item. Pour un item donné, la probabilité de réussite augmente en fonction de la capacité de la personne. Dès lors, dans le cas d'items dichotomiques, le pattern des scores attendus pour une personne consiste en une série de 0 pour les items les plus difficiles (c'est-à-dire la personne échoue à ces items), d'une combinaison de 0 et de 1 pour les items de difficulté moyenne (c'est-à-dire la personne tantôt échoue, tantôt réussit à ces items), et d'une série de 1 pour les items les plus faciles (c'est-à-dire la personne réussit ces items). Ce pattern peut être représenté à l'aide du vecteur des réponses d'une personne à un ensemble d'items triés par ordre de difficulté décroissante : 000010101111. Le pattern de réponses attendu pour un item consiste, quant à lui, en une série de 0 pour les personnes les moins capables, d'une combinaison de 0 et de 1 pour les personnes de capacité moyenne, et d'une série de 1 pour les personnes les plus capables. Ce pattern peut être représenté à l'aide du vecteur des réponses observées à un item pour l'ensemble des personnes triées par ordre de capacité croissante : 000010101111.

Le score attendu, ou prédit par le modèle, peut être calculé pour chaque cellule de la matrice des réponses. Le score attendu d'une personne à un item correspond à la réponse qui devrait être observée conformément à la formulation du modèle de Rasch étant donné la localisation de la personne et de l'item. Le score attendu se calcule au moyen de la courbe caractéristique de l'item présentée au chapitre 2. Dans le cas d'un item dichotomique, le score attendu est égal à la probabilité de réussite de cet item. Dans le cas d'un item polytomique, le score attendu est égal à la somme des produits entre le score attribué à chaque catégorie de réponse et sa probabilité respective. Le score attendu pour l'ensemble de la matrice des réponses utilisée au chapitre 4 est présenté au tableau 5.1, les personnes et les items extrêmes ont été préalablement éliminés.

Le calcul du score attendu met en évidence la nature probabiliste du modèle de Rasch. Par exemple, le score attendu de la personne a à l'item 5 est égal à 0.83; ce qui signifie que si 100 personnes ayant exactement la même localisation que la personne a répondent à l'item 5, 83 d'entre elles sont censées le réussir et 17 d'entre elles sont censées y échouer. Dans le cas de la réponse d'une seule personne à cet item, l'issue la plus probable est la réussite vu que la probabilité de réussite est de 83% et la probabilité d'échec est de 17%. La matrice des réponses observées présentée au tableau 4.2 nous indique que la personne a a en effet réussi l'item comme attendu par le modèle. Par ailleurs, le score attendu de la personne h à l'item 8 est égal à 0.84, indiquant une probabilité de réussite de 84% et une probabilité d'échec de 16%. La matrice des réponses observées nous indique que la personne h a échoué à l'item 8 alors qu'elle était censée le réussir étant donné la capacité de la personne et la difficulté de l'item. Cette réponse inattendue nécessite donc une investigation particulière. La comparaison des réponses observées par rapport aux scores attendus peut ainsi se faire pour chaque cellule de la matrice des réponses. L'ajustement des données observées aux prescriptions du modèle peut être quantifié par la différence entre les réponses observées et les scores attendus.

	Items											
Personnes	**9**	**5**	**7**	**11**	**8**	**2**	**10**	**3**	**4**	**12**	**1**	**β_n (logits)**
h	0.96	0.93	0.89	0.84	0.84	0.84	0.77	0.77	0.77	0.59	0.59	1.55
l	0.93	0.88	0.82	0.75	0.75	0.75	0.67	0.67	0.67	0.46	0.46	1.02
c	0.93	0.88	0.82	0.75	0.75	0.75	0.67	0.67	0.67	0.46	0.46	1.02
a	0.90	0.83	0.75	0.66	0.66	0.66	0.57	0.57	0.57	0.35	0.35	0.59
e	0.90	0.83	0.75	0.66	0.66	0.66	0.57	0.57	0.57	0.35	0.35	0.59
i	0.85	0.77	0.67	0.57	0.57	0.57	0.47	0.47	0.47	0.27	0.27	0.20
g	0.80	0.69	0.58	0.48	0.48	0.48	0.38	0.38	0.38	0.20	0.20	-0.18
j	0.80	0.69	0.58	0.48	0.48	0.48	0.38	0.38	0.38	0.20	0.20	-0.18
d	0.73	0.60	0.49	0.38	0.38	0.38	0.29	0.29	0.29	0.15	0.15	-0.58
k	0.50	0.36	0.26	0.19	0.19	0.19	0.13	0.13	0.13	0.06	0.06	-1.55
b	0.50	0.36	0.26	0.19	0.19	0.19	0.13	0.13	0.13	0.06	0.06	-1.55
δ_i (logits)	-1.57	-0.99	-0.52	-0.09	-0.09	-0.09	0.32	0.32	0.32	1.19	1.19	

Tableau 5.1 – Score attendu pour la matrice des réponses du tableau 4.2.

5.1.2. Les résidus

Le résidu est défini comme la différence entre la réponse observée et le score attendu par le modèle compte tenu de la localisation de la personne et de l'item sur l'échelle de mesure. Il peut être calculé pour chaque cellule de la matrice des réponses. Le résidu est positif lorsque la réponse observée est plus élevée que le score attendu et négatif lorsque la réponse observée est inférieure au score attendu.

Exemple : Reprenons la matrice des réponses observées (tableau 4.2) et des scores attendus (tableau 5.1). Le résidu de la personne a à l'item 5 est égal à 0.17 (1-0.83); le résidu de la personne h à l'item 8 est égal à -0.84 (0-0.84).

Le résidu peut être exprimé de différentes façons, la plus utilisée étant la version standardisée. En effet, la variance du score attendu varie en fonction de la différence entre la capacité de la personne (β_n) et la difficulté de l'item (δ_i) (Wright & Masters, 1982; Smith, 2000). L'évolution de la variance du score attendu pour un item dichotomique en fonction de la différence (β_n-δ_i) est présentée à la figure 5.1. Dans le cas d'un item dichotomique, la variance du score attendu est égale au produit de la probabilité de réussite et de la probabilité d'échec (P_{ni1} x P_{ni0}). Elle est maximale lorsque la capacité de la personne est égale à la difficulté de l'item (0.5 x 0.5 = 0.25) et tend vers 0 lorsque la capacité de la personne s'éloigne de la difficulté de l'item.

Exemple : L'évolution de la variance du score attendu à un item en fonction de la localisation des personnes peut être illustrée à l'aide d'une épreuve de saut en hauteur. Imaginons qu'un athlète très compétent soit amené à sauter une barre de difficulté moyenne. Dans ce cas, l'issue de l'épreuve sera fortement prévisible et le succès serait pratiquement garanti. La variance du score attendu sera donc très faible voire nulle. De même, si un athlète très peu compétent devait sauter la même barre, l'échec serait pratiquement garanti et la variance du score attendu serait très faible également. Par contre, si un athlète moyennement compétent devait sauter la même barre de difficulté moyenne, l'issue de l'épreuve serait beaucoup moins prévisible et le score attendu aurait donc une variance beaucoup plus élevée.

La variance du score attendu peut donc être prise en compte en calculant le résidu standardisé, obtenu en divisant le résidu par la déviation standard (SD) du score attendu. Le résidu standardisé constitue une distribution normale réduite (d'où le terme «standardisé»). La moyenne est donc égale à 0 et la SD à 1. Les valeurs comprises entre -2 et +2 seront dès lors considérées comme normales.

Exemple : Le résidu standardisé pour la réponse de la personne a à l'item 5 est égal à 0.45 (0.17/√0.14), indiquant que la réponse observée est proche du score attendu. Le résidu standardisé pour la réponse de la personne h à l'item 8 est égal à -2.27 (-0.84/√0.13), indiquant que la réponse observée est significativement inférieure au score attendu.

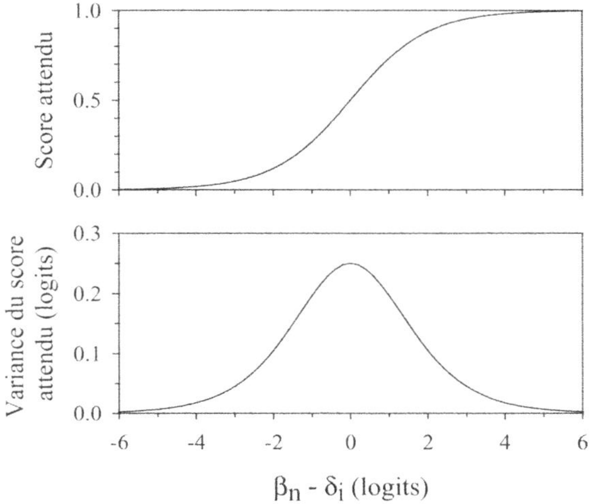

Figure 5.1 – Score attendu (panneau du haut) et variance du score attendu (panneau du bas) à un item dichotomique en fonction de la différence entre la capacité de la personne et la difficulté de l'item. La variance du score attendu est maximale lorsque le score attendu est le plus indéterminé, soit lorsque la probabilité de réussite est égale à la probabilité d'échec.

Il est important de noter que la réponse observée dans chaque cellule de la matrice des données dépend de l'interaction entre une personne et un item. Tout écart entre la réponse observée et le score attendu peut donc être attribué à un facteur dépendant de la personne ou à un facteur dépendant de l'item (ou une combinaison des deux). Prenons, par exemple, la réponse de la personne h à l'item 8. En considérant seulement cette réponse, il nous est impossible de déterminer si le résidu est attribuable à un facteur propre à la personne h ou propre à l'item 8. Toutefois, en considérant la réponse de toutes les personnes à l'item 8 ainsi que la réponse de la personne h à tous les items, il apparaît clairement que la personne h présente un pattern de réponses attendu aux autres items, alors que l'item 8 présente une plus grande proportion de réponses inattendues. Dès lors, l'ajustement ou le mauvais ajustement des données observées aux prescriptions du modèle pourra être jugé plus facilement si les résidus sont cumulés à travers les items et les personnes. En cumulant les résidus des réponses d'une personne à l'ensemble des items, nous pouvons calculer un indice d'ajustement pour chaque personne (*person fit*). En cumulant les résidus des réponses de toutes les personnes à un item, nous pouvons calculer un indice d'ajustement pour chaque item (*item fit*).

5.1.3. Les types de mauvais ajustement : *overfit* et *underfit*

Avant de présenter l'élaboration des principaux indices permettant de quantifier l'ajustement des données observées aux prescriptions du modèle, nous décrirons qualitativement les différents types de mauvais ajustement. Nous utiliserons pour cela la courbe caractéristique d'un item dichotomique présentée au chapitre 2.

La courbe caractéristique présente le score attendu à un item en fonction de la localisation des personnes. Dans le cas d'un item dichotomique, le score attendu est égal à la probabilité de réussite et augmente de façon monotone en fonction de la localisation de la personne. La probabilité de réussite correspond à la proportion théorique des personnes censées réussir l'item. L'exemple d'un item dont la réponse s'ajuste aux prescriptions du modèle est présenté au panneau A de la figure 5.2. Les réponses des personnes observées à cet item ont été divisées en 5 classes de capacité croissante. La figure montre que la proportion des personnes qui réussissent l'item (points) augmente conformément à la prescription du modèle (courbe sigmoïde en trait plein), indiquant que la réponse des personnes à cet item s'ajuste aux prescriptions du modèle. Pour cet item, le pattern de réponses correspond au pattern attendu, à savoir

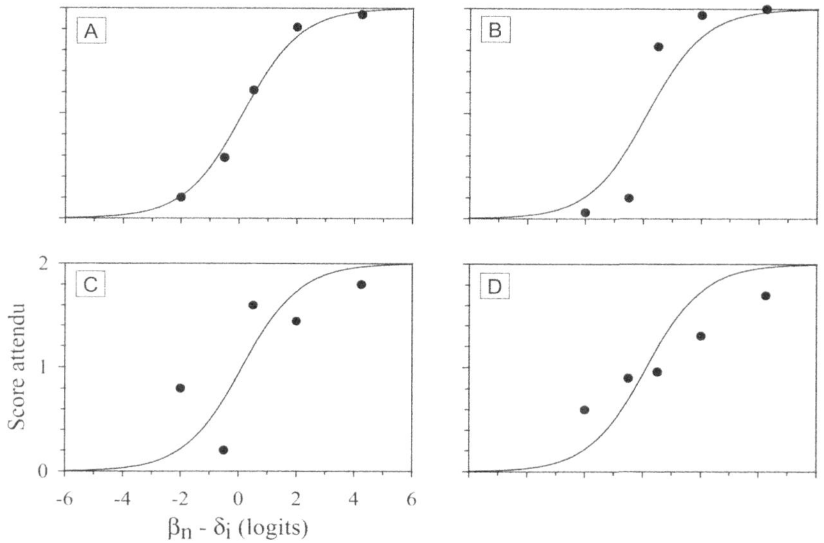

Figure 5.2 – Courbe caractéristique d'un item (trait plein) et moyenne des réponses observées pour cinq classes de personnes de capacité croissante (points) pour un item dont la réponse s'ajuste aux prescriptions du modèle (panneau A), pour un item qui présente un *overfit* (panneau B), et pour un item qui présente un *underfit* (panneaux C et D).

000010101111. Notons que la distance verticale entre chaque point et la courbe sigmoïde représente le résidu moyen de chaque classe de personnes. Nous voyons que, dans le cas de cet item, les résidus sont très faibles et les réponses observées s'ajustent aux prescriptions du modèle.

Deux types de mauvais ajustement peuvent survenir, qualifiés d'*overfit* et d'*underfit*. L'*overfit* représente une situation où la proportion de réussite observée à un item augmente plus rapidement que ne le prescrit le modèle en fonction de la localisation des personnes; cette situation est présentée au panneau B de la figure 5.2. Le pattern de réponses à un item présentant un *overfit* est plus déterministe : 000000111111. Dans ce cas, la transition entre l'échec et la réussite est plus marquée et donc la réponse à l'item plus prévisible que le modèle ne le prévoit. Notons cependant que la réponse à ce type d'items augmente en fonction de la localisation des personnes et certains auteurs considèrent que ce type de mauvais ajustement n'est pas très critique (Linacre, 2000a). L'*underfit*, quant à lui, représente une situation où la proportion de réussite observée à un item n'augmente pas systématiquement (figure 5.2, panneau C) ou augmente moins rapidement que ne le prescrit le modèle en fonction de la localisation des personnes (figure 5.2, panneau D). Le pattern de réponses à un item présentant un *underfit* est moins déterministe ou plus bruité : 010101010110. Dans ce cas, l'échec ou la réussite d'un item est moins prévisible en fonction de la capacité de la personne. Ce type de mauvais ajustement indique généralement que la réponse à l'item est influencée par un autre facteur que le trait latent mesuré par les autres items du test; l'item ne contribue donc pas à la définition d'une variable unidimensionnelle avec les autres items du test. Notons enfin que pour les deux types de mauvais ajustement, les résidus sont plus importants que dans le cas d'un bon ajustement. Cependant, la taille des résidus ne peut être jugée que de manière relative, par rapport aux résidus de l'ensemble des autres items (Andrich, 1988).

5.1.4. Les indices d'ajustement

L'ajustement des données observées dans la matrice des réponses aux prescriptions du modèle de Rasch peut être quantifié par différents types d'indices d'ajustement (Wright & Panchapakesan, 1969; Andersen, 1973; Douglas, 1982; Hattie, 1985; Smith, 1990; Karabatsos, 2000; Smith, 2000; Stone, 2003). À l'heure actuelle, l'approche la plus couramment utilisée est celle du Chi-Carré de Pearson (Wright & Panchapakesan, 1969). Dans les paragraphes qui suivent, nous illustrerons le calcul de différents indices utilisant cette approche : l'*Infit*, l'*Outfit* et le Chi-Carré (χ^2). Ces différents indices sont calculés à partir des résidus mais les résidus sont cumulés de manière différente à travers les personnes et les items.

L'Infit et l'Outfit

Les indices d'ajustement *Infit* et *Outfit* sont utilisés dans le logiciel Winsteps© pour quantifier l'ajustement des items et des personnes aux prescriptions du modèle. Ils sont calculés en cumulant les résidus standardisés à travers les réponses de toutes les personnes à un item (*item fit*) et à travers les réponses d'une personne à tous les items (*person fit*). Les deux indicateurs sont calculés de manière analogue pour chaque personne et pour chaque item. L'*Outfit* est calculé comme la moyenne des carrés des résidus standardisés. Les résidus sont élevés au carré avant le moyennage de manière à éviter que les résidus positifs ne compensent les résidus négatifs. L'*Outfit* est particulièrement sensible aux réponses inattendues des personnes ayant une localisation éloignée de celle de l'item, ce qui explique son appellation (*Outfit* est le diminutif de *Outlier-sensitive fit statistic*). En effet, la variance du score attendu diminue lorsque la différence entre la localisation de la personne et de l'item augmente et par conséquent les résidus correspondants ont un poids plus important dans le moyennage. L'*Infit* est calculé de manière analogue, en multipliant le carré de chaque résidu standardisé par la variance du score attendu, et en divisant ensuite le total par la somme des variances de chaque score attendu. Cette pondération a pour effet de rendre l'*Infit* particulièrement sensible aux réponses inattendues des personnes ayant une localisation proche de celle de l'item, ce qui explique son appellation (*Infit* est le diminutif de *Information-weighted fit statistic*).

Les deux indices d'ajustement (*Outfit* et *Infit*) définis ci-dessus sont exprimés sous la forme de carrés moyens (*mean square, MNSQ*). Ces indices présentent une distribution du Chi-Carré divisée par leur degré de liberté (c'est-à-dire le nombre de résidus standardisés moyennés, soit la taille de l'échantillon ou la longueur du test pour une matrice de données complète). Si les données s'ajustent parfaitement aux prescriptions du modèle, les valeurs attendues pour l'*Infit* et l'*Outfit* exprimées sous forme de carrés moyens sont égales à 1. Il est également possible de standardiser les carrés moyens pour comparer les valeurs obtenues à travers différents items ou différentes personnes. La transformation racine cubique de Wilson-Hilferty permet de convertir les carré moyens en une statistique t (*ZSTD*) présentant une distribution normale réduite (Patel & Read, 1996; Schulz, 2002). Les indices d'ajustement standardisés testent l'hypothèse nulle que les données observées s'ajustent aux prescriptions du modèle (Linacre, 2002a; Schulz, 2002). Si les données s'ajustent parfaitement aux prescriptions du modèle, la valeur attendue pour les indices standardisés est proche de 0. Nous verrons au paragraphe 5.1.5 comment interpréter ces indices d'ajustement.

Le Chi-Carré (χ^2)

L'indice d'ajustement Chi-Carré est utilisé dans le logiciel RUMM© pour quantifier l'ajustement des items aux prescriptions du modèle. Cet indice d'ajustement est conceptuellement équivalent à l'*Outfit*, mais les résidus sont cumulés de manière différente à travers les réponses des personnes à l'item. L'échantillon est divisé en plusieurs groupes de capacité croissante, appelés classes d'intervalle (CI). Le nombre de CI est déterminé par l'investigateur de sorte que (1) toutes les personnes ayant le même score total font partie de la même CI et (2) chaque CI contient approximativement le même nombre de personnes. Nous illustrerons le calcul de l'indice d'ajustement Chi-Carré à l'aide de la matrice des réponses utilisée au chapitre 4. La division de l'échantillon en CI est

	Items														
Personnes	**9**	**5**	**7**	**11**	**8**	**2**	**10**	**3**	**4**	**12**	**1**	**Score total (r)**	**CI**	**β_n (logits)**	**β_{CI} (logits)**
h	1	1	1	1	0	1	1	1	1	1	0	9	1	1.55	
l	1	1	1	1	0	1	1	1	0	0	1	8	1	1.02	1.20
c	1	1	1	1	0	1	0	1	1	1	0	8	1	1.02	
a	1	1	1	1	0	0	1	0	1	0	1	7	2	0.59	
e	1	1	1	1	0	1	1	1	0	0	0	7	2	0.59	
i	1	0	1	0	1	1	1	0	1	0	0	6	2	0.20	0.20
g	1	1	1	0	1	1	0	0	0	0	0	5	2	-0.18	
j	0	0	0	0	1	0	0	1	1	1	1	5	2	-0.18	
d	1	1	0	1	1	0	0	0	0	0	0	4	3	-0.58	
k	1	0	0	0	1	0	0	0	0	0	0	2	3	-1.55	-1.23
b	0	1	0	0	1	0	0	0	0	0	0	2	3	-1.55	
δ_i (logits)	-1.57	-0.99	-0.52	-0.09	-0.09	-0.09	0.32	0.32	0.32	1.19	1.19				

Tableau 5.2 – Division de l'échantillon en classes d'intervalle.

présentée au tableau 5.2; les personnes et les items extrêmes ont été préalablement éliminés.

L'échantillon de 11 personnes est divisé en trois classes d'intervalle conformément aux règles présentées précédemment : la première CI contient les personnes ayant un score supérieur ou égal à 8, la deuxième CI contient les personnes ayant un score compris entre 5 et 7, la troisième CI contient les personnes ayant un score inférieur ou égal à 4. Un indice d'ajustement Chi-Carré est calculé pour chaque item. Nous illustrerons ce calcul pour l'item 4; le détail est présenté au tableau 5.3. Tout d'abord, nous calculons la moyenne des réponses observées pour chaque CI ($X_{obs(CI)}$). Par exemple, pour la première CI, 2 personnes sur 3 ont réussi l'item 4 et la moyenne des réponses observées est donc égale à $(1+0+1)/3 = 0.67$. Ensuite, le score attendu moyen pour chaque CI ($X_{att(CI)}$) est calculé comme la moyenne des scores attendus pour chaque personne appartenant à cette CI (*cf.* tableau 5.1). Par exemple, le score attendu moyen à l'item 4 pour la première CI est égal à $(0.77+0.67+0.67)/3 = 0.70$. Un résidu est ensuite calculé pour chaque CI comme la différence entre la moyenne des réponses observées et le score attendu moyen, soit $(0.67-0.70) = -0.03$. Ce résidu est ensuite standardisé en le divisant par la déviation standard du score attendu pour chaque CI ($SD_{att(CI)}$). Par exemple, la $SD_{att(CI)}$ est égale à 0.46 ($\sqrt{(P_{ni1} \times P_{ni0})} = \sqrt{(0.70 \times 0.30)}$, étant donné une localisation moyenne des personnes de 1.20 logit et une localisation de l'item de 0.32 logit). Le résidu standardisé est donc égal à -0.07 (-0.03/0.46) pour la première CI de l'item 4. Enfin, l'indice d'ajustement Chi-Carré (χ^2) est calculé comme la somme

Item 4: 0.32 logit								
CI	β_{CI} **(logits)**	$X_{obs(CI)}$	$X_{att(CI)}$	**Résidu**$_{CI}$	$P_{ni0(CI)}$	$SD_{att(CI)}$	**Résidu**$_{ZSTD(CI)}$	χ^2
1	1.20	0.67	0.70	-0.03	0.30	0.46	-0.07	
2	0.20	0.60	0.47	0.13	0.53	0.50	0.26	0.29
3	-1.23	0.00	0.18	-0.18	0.82	0.38	-0.47	

Tableau 5.3 – Détail du calcul de l'indice d'ajustement Chi-Carré (χ^2) pour l'item 4.

des carrés des résidus standardisés pour chaque CI, soit $(-0.07)^2 + 0.26^2 + (-0.47)^2 = 0.29$ pour l'item 4. Le degré de liberté de ce Chi-Carré est égal au nombre de CI moins un, soit 2 dans notre exemple.

Un test statistique sur la taille de cet indice d'ajustement peut être réalisé en comparant la valeur du Chi-Carré obtenue pour un item à la distribution théorique du Chi-Carré pour le même degré de liberté. Ce test permet de déterminer si, pour un seuil de signification statistique donné, la valeur calculée du Chi-Carré est trop grande pour être due au hasard, indiquant un mauvais ajustement de cet item par rapport aux autres items du test.

5.1.5. L'interprétation des indices d'ajustement

Différents indices d'ajustement des données aux prescriptions du modèle ont été décrits. Ces indices sont calculés pour chaque item et pour chaque personne et permettent de déterminer si la réponse d'un item ou d'une personne s'ajuste aux prescriptions du modèle étant donné les réponses de l'ensemble des personnes à l'ensemble des items. En effet, l'ajustement des données aux prescriptions du modèle dépend du contexte de la mesure et n'est pas une question de tout ou rien. Il ne peut être quantifié que de manière relative, par rapport à la réponse de l'ensemble des personnes à l'ensemble des items (Andrich, 1988; Andrich, 1999; Bond & Fox, 2001). En cas de mauvais ajustement d'un item, la solution généralement retenue consiste à ne pas tenir compte de la réponse des personnes à cet item pour mesurer la variable d'intérêt. En cas de mauvais ajustement d'une personne, l'indice d'ajustement permet généralement de mettre en évidence un comportement particulier de la personne par rapport au reste de l'échantillon. Mais à partir de quelle valeur d'un indice, l'ajustement d'un item ou d'une personne est-il jugé inadéquat?

L'interprétation de la valeur des indices d'ajustement est un exercice assez délicat. En effet, la distribution des différents indices d'ajustement

Résidus	**Formules**	
Résidu	$X_{obs} - X_{att}$	
Résidu standardisé	$(X_{obs} - X_{att})/SD_{att}$	
Indices d'ajustement	***Overfit***	***Underfit***
Infit (MNSQ)	$< 1-(2/\sqrt{n})$	$> 1+(2/\sqrt{n})$
Infit (ZSTD)	< -2	> 2
Outfit (MNSQ)	$< 1-(6/\sqrt{n})$	$> 1+(6/\sqrt{n})$
Outfit (ZSTD)	< -2	> 2
χ^2	$p < 0.05$	$p < 0.05$

Notes:
1. L'ajustement d'un item ou d'une personne est toujours jugé de manière relative, par rapport à l'ensemble de la matrice des données.
2. Le jugement d'un bon ou d'un mauvais ajustement doit être, dans la mesure du possible, confirmé par des tests complémentaires.
3. Dans le cas d'un item polytomique, l'ordre des catégories de réponse doit également être vérifié.

Tableau 5.4 – Vérification des critères d'une mesure objective.

dépend de plusieurs caractéristiques des données telles que la taille de l'échantillon, le nombre d'items ou le ciblage de la localisation des personnes par rapport à celle des items. Dès lors, il est difficile de fixer un critère applicable à toutes les situations. Plusieurs études à l'aide de données simulées ont investigué la variation des distributions théoriques des résidus et des indices d'ajustement en fonction des caractéristiques des données et de l'ajustement des données au modèle (Smith, 1988; Smith, 1991; Smith et coll., 1998; Smith, 2000). Cependant, l'effet des différents facteurs dans une matrice de données réelles, non contrôlée, n'est pas encore maîtrisé à l'heure actuelle. La complexité des interactions n'a cependant pas empêché l'utilisation du modèle de Rasch pour la mesure de toute sorte de variables dans le domaine des sciences sociales et médicales jusqu'à présent car plusieurs règles de conduite ont été proposées. Un résumé est présenté au tableau 5.4.

L'Infit et *l'Outfit*

Les indices *Infit* et *Outfit* présentent une distribution du carré moyen. Si les données s'ajustent parfaitement aux prescriptions du modèle, les valeurs des indices *Infit* et *Outfit* sont égales à 1. Leurs valeurs sont toujours positives et se distribuent autour de la moyenne en fonction des caractéristiques des données (Smith, 1988; Smith, 1991; Smith et coll., 1998; Smith, 2000). Une valeur inférieure à 1 indique un *overfit*, c'est-à-dire que la réponse de la personne (item) est plus déterministe que prévu par le modèle. Une valeur supérieure à 1 indique un *underfit*, c'est-à-dire que la réponse de la personne (item) est plus aléatoire que prévu par le modèle. Une première série de recommandations ont proposé une plage de valeurs critiques acceptables en fonction du type de test utilisé. Par exemple, pour un questionnaire ou une enquête, la plage de valeurs acceptée était de 0.6 à 1.4, pour une observation clinique, des valeurs comprises entre 0.5 et 1.7 n'indiquaient pas de problème majeur d'ajustement (Wright et coll., 1994). Ces plages de valeurs acceptables ont été révisées suite aux travaux de Richard Smith et, à l'heure actuelle, une plage de valeurs différente est acceptée pour les deux indices en fonction du nombre d'observations (Smith et coll., 1998) : des valeurs comprises entre $1 \pm (2/\sqrt{n})$ pour l'*Infit* et $1 \pm (6/\sqrt{n})$ pour l'*Outfit* indiquent un bon ajustement des données, où n représente le nombre de personnes dans le cas d'un *item fit* et le nombre d'items dans le cas d'un *person fit*.

Les indices standardisés d'*Infit* et d'*Outfit* sont plus faciles à interpréter car ils présentent une distribution normale standardisée dont la moyenne est égale à 0 et la déviation standard à 1. Une valeur de 0 indique un ajustement parfait des données aux prescriptions du modèle, une valeur positive indique un *underfit* et une valeur négative indique un *overfit*. Ces indices constituent un test statistique quant à la valeur de l'*Infit* et de l'*Outfit* et peuvent être interprétés de manière classique : des valeurs comprises entre ± 2 indiquent un bon ajustement des données avec un seuil de signification de 5%. Les distributions des indices standardisés sont également influencées par le nombre d'observations (c'est-à-dire la taille de l'échantillon ou la longueur du test), mais dans une moindre mesure que les carrés moyens (Smith, 2000).

Le Chi-Carré (χ^2)

Les valeurs de l'indice d'ajustement Chi-Carré peuvent être comparées à la distribution théorique du Chi-Carré pour un degré de liberté égal au nombre de classes d'intervalle moins un. Plus la valeur du Chi-carré est élevée et plus l'ajustement des données aux prescriptions du modèle est inadéquat. La valeur critique peut être déterminée à partir d'une table de distribution du Chi-Carré étant donné le degré de liberté et le seuil de signification choisi pour le test. Dès lors, si la valeur du Chi-Carré est supérieure à la valeur critique pour le seuil de signification choisi, l'ajustement des données aux prescriptions du modèle est significativement trop mauvais étant donné le seuil de signification choisi.

Exemple : Reprenons l'item 4 de la matrice des réponses du tableau 5.2. Un Chi-Carré de 0.29 a été observé sur 3 classes d'intervalle. Si le seuil de signification est fixé à 5%, la valeur critique d'une distribution du Chi-Carré à 2 degrés de liberté est égale à 5.99.

Ceci nous indique que le Chi-Carré observé n'est pas suffisamment grand pour rejeter l'hypothèse nulle d'un ajustement adéquat des réponses à l'item 4 par rapport à la réponse aux autres items. L'item s'ajuste donc bien aux prescriptions du modèle. Pour information, le Chi-Carré aurait dû être supérieur à 5.99 pour indiquer un mauvais ajustement statistiquement significatif.

En définitive, l'ajustement des données observées aux prescriptions du modèle peut être testé à l'aide de différents indices statistiques, mais ne peut être jugé de manière absolue. De plus, la performance des différents

Encart 5.1 – Les sources possibles d'un mauvais ajustement des données observées aux prescriptions du modèle.

La réponse d'une personne à un item peut être comparée à la réponse prédite par le modèle. Cette comparaison est cependant toujours relative, étant donné la réponse de la personne aux autres items, la réponse des autres personnes à l'item, et le score total de la personne et de l'item. Le tableau ci-dessous reprend quelques sources possibles d'un mauvais ajustement des réponses observées aux prescriptions du modèle.

<u>**Au niveau de la personne**</u>

Fautes d'inattention : Des items faciles sont échoués car la personne a été distraite.

Biais externes : Des items faciles sont échoués car certains facteurs extérieurs (stress, bruit, …) perturbent la personne.

Acquis antérieurs : Des items concernant des connaissances apprises antérieurement sont réussis même s'ils sont, en soi, plus difficiles que d'autres items qui n'ont pas fait l'objet d'un apprentissage particulier.

Devinette : Des items difficiles sont réussis car la personne devine correctement la réponse (surtout dans les choix multiples).

Réponses aléatoires : Des items faciles sont échoués et des items difficiles sont réussis car la personne répond de manière aléatoire (surtout dans les choix multiples).

Réponses constantes : Des items faciles sont échoués et des items difficiles sont réussis car la personne utilise la même option de réponse pour tous les items (surtout dans les choix multiples).

Tricherie : Des items difficiles sont réussis car la personne a triché.

Réponses laborieuses : Les items faciles, qui ont été répondus en premier lieu, sont réussis et les items difficiles sont échoués car la personne n'a pas eu le temps d'y répondre (*Overfit*).

<u>**Au niveau de l'item**</u>

Multidimensionnalité : La réponse des personnes à l'item ne dépend pas uniquement de la variable mesurée par les autres items du questionnaire; d'autres facteurs interfèrent avec la variable mesurée dans la réponse à cet item.
Exemple: soit un test mesurant l'habileté manuelle chez des enfants Infirmes Moteurs Cérébraux et l'item «Ouvrir une porte»; cette activité mesure non seulement la capacité de l'enfant à utiliser ses membres supérieurs pour ouvrir la porte mais également sa capacité à utiliser ses membres inférieurs pour se déplacer jusqu'à la porte. Un enfant diplégique peut éprouver des difficultés à réaliser l'activité non pas parce qu'il possède une mauvaise habileté manuelle mais parce qu'il ne sait pas se déplacer facilement jusqu'à la porte.

Plusieurs réponses admissibles : L'item est tellement imprécis que plusieurs réponses correctes sont possibles compte tenu de la capacité de la personne. La difficulté de l'item dépendra de l'interprétation qu'en fera la personne.

	Exemple: soit un test mesurant l'habileté manuelle et l'item «Enfiler des perles»; la difficulté de cette activité sera perçue comme plus ou moins difficile en fonction de la représentation mentale (par ex. de la grosseur des perles et du fil) que la personne utilise pour répondre à cet item.
Erreurs de syntaxe :	Une structure grammaticale incorrecte, une mauvaise formulation, une mauvaise traduction de l'item peuvent amener à une mauvaise interprétation de l'item. **Exemple:** soit un test mesurant la douleur lombaire et l'item «Est-il faux de dire que vous ayez mal au dos lorsque vous restez longtemps assis?»; si la personne a effectivement mal au dos, elle devrait répondre «Non (il n'est pas faux de dire que j'ai mal au dos)» mais la phrase est tellement longue et complexe que la personne pourrait répondre en toute sincérité «Oui (j'ai mal au dos)».
Biais de l'item :	La difficulté de l'item par rapport aux autres items du questionnaire varie d'un groupe de personnes à l'autre, en fonction du sexe, de l'âge, de la race, du statut économique, du diagnostique, etc. **Exemple:** *cf.* chapitre 6.
<u>Au niveau de l'administration du test</u>	
Erreurs dactylographiques :	Un item ayant une ou plusieurs erreurs dactylographiques peut être difficile à comprendre. Les personnes, face à une telle situation, risquent de donner une réponse au hasard ou de ne pas répondre à l'item.
Décalage entre questions et réponses :	La personne peut avoir omis, à un moment donné du test, un ou plusieurs items sans s'en rendre compte. Les réponses, à partir de ce moment, ne correspondent donc plus aux bons items.
Erreurs d'encodage :	Une ou plusieurs erreurs peuvent s'introduire dans la matrice de réponses au moment de l'encodage.

indices à détecter différents types de mauvais ajustement est toujours débattue dans la littérature (Karabatsos, 2000).

La décision de supprimer des items ou des personnes présentant un mauvais ajustement des données observées aux prescriptions du modèle doit non seulement se baser sur les règles de bonne conduite proposées pour l'interprétation des indices d'ajustement mais également sur l'observation de la matrice des réponses observées et sur la courbe caractéristique des items. Il faut également tenter de comprendre pourquoi ces items et ces personnes présentent un mauvais ajustement. L'encart 5.1 présente une liste non exhaustive des différentes sources possibles d'un mauvais ajustement, lesquelles peuvent se situer au niveau de la personne, de l'item et/ou de l'administration du test (Wright & Stone, 1979; Wright, 1991; Linacre & Wright, 1994; Karabatsos, 2000; Bond & Fox, 2001). De plus, comme nous le verrons au chapitre 6, l'analyse des indices d'ajustement peut être complétée par d'autres tests tels que le test du fonctionnement différentiel des items (FDI) et l'analyse en composantes principales des résidus (ACPR). L'examinateur devra essayer d'accumuler le plus de preuves possibles afin de juger si oui ou non les données observées dans la matrice des réponses se conforment suffisamment aux prescriptions du modèle de Rasch.

5.2. La vérification de l'ordre des catégories

Les indices d'ajustement que nous venons de décrire s'appliquent tant aux données dichotomiques que polytomiques. Toutefois, dans le cas de données polytomiques, c'est-à-dire lorsqu'un item présente plus de deux catégories de réponse, une vérification supplémentaire s'impose. En effet, dans ce cas, un ordre *a priori* des catégories de réponse est généralement postulé et il convient de vérifier s'il est bien vérifié dans les données observées (Andrich, 1996a).

5.2.1. L'ordre des catégories

L'ordre est l'un des critères d'une mesure objective tels que nous les avons décrits au chapitre 3. Plus le score est élevé et plus la quantité mesurée doit être grande. Dès lors, des scores croissants (par ex. 0, 1, 2) attribués à différentes catégories de réponse (par ex. «impossible», «difficile», «facile») doivent représenter des mesures croissantes sur l'axe de la variable. Cependant, le modèle n'impose pas un ordre croissant des catégories de réponse successives et il convient de vérifier que l'ordre postulé *a priori* est bien vérifié dans les données observées (Andrich, 1996a; Roberts, 1994). Cet ordre doit donc être traité comme une hypothèse qu'il convient de vérifier. Prenons l'exemple d'un questionnaire de capacité physique mesurant la limitation perçue par des personnes âgées lors de la réalisation d'activités physiques. Ce questionnaire utilise une échelle à 4 catégories qui est présentée aux personnes comme à la figure 5.3. La catégorie la plus basse («Totalement limité» = 0) représente le niveau de capacité physique le plus faible. Les catégories successives représentent un niveau de capacité croissant jusqu'au niveau le plus élevé («Pas du tout limité» = 3). Notons également que les catégories de réponse sont généralement disposées à égale distance l'une de l'autre afin d'encourager les personnes à leur accorder une attention égale.

Totalement limité	**Beaucoup limité**	**Un peu limité**	**Pas du tout limité**

Figure 5.3 – Échelle de réponses telle qu'elle est présentée aux personnes interrogées au cours de l'évaluation. Les 4 catégories de réponse sont disposées à égale distance l'une de l'autre.

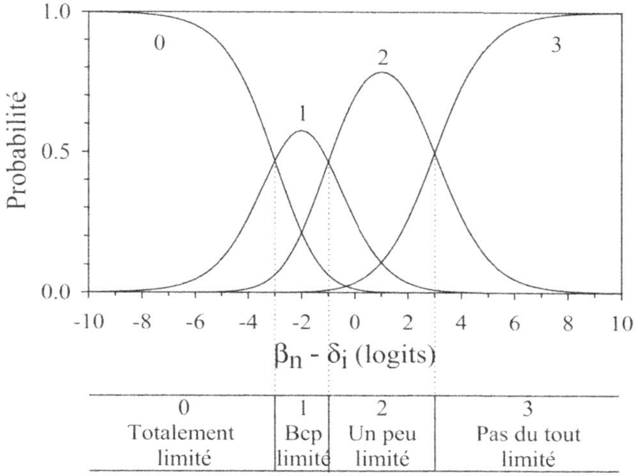

Figure 5.4 – Courbes de Probabilité des Catégories de réponse (CPC) d'un item de difficulté égale à 0 logit. Les 4 catégories de réponse vérifient l'ordre postulé *a priori* car les seuils délimitant les 4 catégories (traits pointillés verticaux) sont ordonnés. Chaque score possible est tour à tour le plus probable lorsque la localisation des personnes augmente.

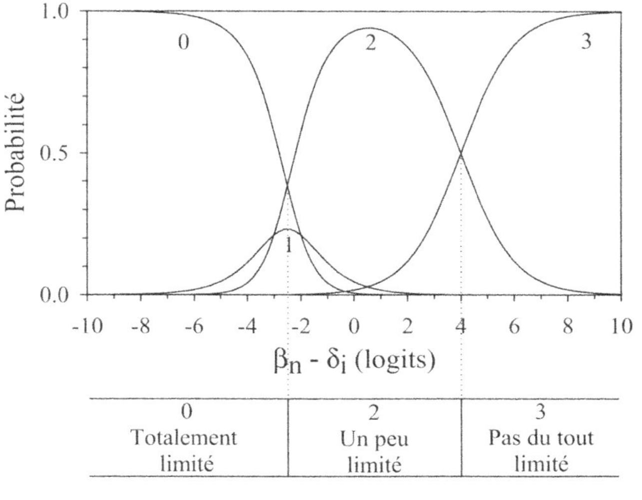

Figure 5.5 – Courbes de Probabilité des Catégories de réponse (CPC) d'un item de difficulté égale à 0 logit. La catégorie 1 n'émerge pas car la probabilité que cette catégorie soit observée est inférieure à la probabilité d'observer toute autre catégorie quelle que soit la localisation de la personne. Les seuils (traits pointillés verticaux) délimitant les catégories 0 et 1 et les catégories 1 et 2 sont inversés, et l'échelle de réponses doit être interprétée sur trois niveaux.

D'un point de vue métrique, les catégories n'ont cependant pas forcément la même longueur. En effet, le modèle de Rasch pour items polytomiques exprime la probabilité de chaque catégorie de réponse en fonction de la différence entre la localisation d'une personne et celle d'un item. Les Courbes de Probabilité des Catégories (CPC) pour un item ayant une difficulté de 0 logit sont présentées à la figure 5.4. Nous voyons que chaque score possible est tour à tour le plus probable lorsque la localisation des personnes augmente. De façon synthétique, l'échelle de réponses à 4 catégories peut être représentée à l'aide de la projection des seuils qui séparent deux catégories successives sur l'échelle de mesure : chaque zone délimite la plage de capacité pour laquelle une catégorie de réponse est la plus probable. Cette représentation synthétique indique clairement que le score le plus probable augmente en fonction de la localisation des personnes, confirmant donc l'ordre postulé *a priori* pour les 4 catégories de réponse. Notons également que les catégories des réponses extrêmes («Totalement limité» et «Pas du tout limité») couvrent une zone infinie, alors que les réponses intermédiaires («Beaucoup limité» et «Un peu limité») couvrent des zones de longueur finie et délimitées par les seuils qui les séparent (*cf.* chapitre 2).

En pratique, l'ordre des catégories postulé *a priori* n'est pas toujours vérifié lorsque les personnes ne discriminent pas les différentes catégories de réponse proposées. Les CPC obtenues dans une telle situation pour un item d'une difficulté de 0 logit sont présentées à la figure 5.5. Il apparaît clairement que la réponse 1, «Beaucoup limité», n'est pas utilisée comme les autres catégories de réponse. En effet, les CPC indiquent que, quelle que soit la localisation de la personne, la probabilité qu'elle choisisse la réponse 1 est toujours inférieure à la probabilité qu'elle en choisisse une autre. Nous dirons dans ce cas que la catégorie 1 n'émerge pas. Cette situation indique que, dans l'échantillon de données, une personne dont la capacité est proche de -2.5 logits a une probabilité plus grande de choisir l'une des réponses 0 ou 2 plutôt que la 1. Il s'ensuit que le seuil entre les réponses 0 et 1 a une localisation plus élevée (-2 logits) que le seuil entre les réponses 1 et 2 (-3 logits). Dans ce cas, l'ordre des catégories postulé *a priori* n'est pas vérifié car une personne ayant une probabilité identique de choisir les réponses 0 et 1 aura une localisation plus grande qu'une personne ayant une probabilité identique de choisir les réponses 1 et 2.

5.2.2. Les critères de vérification de l'ordre des catégories

Deux critères sont nécessaires pour vérifier que l'ordre des catégories postulé *a priori* est bien observé dans les données. Tout d'abord, la localisation moyenne des personnes ayant répondu dans des catégories de plus en plus élevées doit suivre une progression monotone. De plus, la localisation des seuils séparant les catégories adjacentes doit suivre une progression monotone (Andrich, 1996b).

La progression monotone de la localisation moyenne des personnes d'une catégorie de réponse à l'autre est un critère global indiquant la façon dont les catégories sont utilisées. Cette progression peut être déterminée à l'aide de la différence (β_n-δ_i) moyenne, calculée pour chaque catégorie de réponse. Pour chaque réponse observée, la différence entre la localisation de la personne et celle de l'item est calculée. Les valeurs sont ensuite moyennées pour toutes les réponses observées dans la même catégorie (c'est-à-dire la moyenne se fait à travers tous les items dans le cas d'un modèle *rating scale*, ou pour chaque item dans le cas d'un modèle *partial credit*). La différence (β_n-δ_i) moyenne d'une catégorie donnée représente donc la localisation moyenne des personnes qui choisissent cette catégorie quel que soit l'item du questionnaire. Si l'ordre des catégories postulé *a priori* est vérifié, la différence (β_n-δ_i) moyenne augmente de façon monotone en fonction de la quantité représentée par les catégories successives.

La progression monotone de la localisation des seuils qui séparent les catégories de réponse adjacentes est un critère plus strict (Andrich, 1996b). Cette progression peut être déterminée par un test trivial. Si l'ordre des catégories postulé *a priori* est vérifié, les seuils qui délimitent deux catégories successives augmentent en fonction de la quantité représentée par les catégories successives.

5.2.3. L'interprétation de l'ordre des catégories

Les deux critères énoncés ci-dessus constituent les exigences minimales pour que l'ordre des catégories soit vérifié dans les données. En pratique, lorsqu'un désordre de catégories est mis en évidence, les catégories qui n'émergent pas sont généralement regroupées avec l'une des deux catégories adjacentes. Par exemple, dans le cas de l'item illustré à la figure 5.5, les réponses observées dans la catégorie 1 peuvent être regroupées avec la catégorie 0 ou avec la catégorie 2 et l'échelle de réponses est analysée comme si trois catégories de réponse avaient été proposées. Une nouvelle série de seuils est alors estimée pour chacun des deux regroupements possibles.

À l'heure actuelle, il n'existe pas de règle communément admises pour choisir un regroupement par rapport à l'autre. Cependant, le regroupement doit avoir du sens par rapport à la variable mesurée. Certaines règles de conduite complémentaires ont été proposées pour investiguer l'ordre des catégories de réponse (Linacre, 2002b). Par exemple, deux indicateurs peuvent être utilisés pour investiguer la cohérence entre les réponses observées et les scores attendus. Le premier indicateur ($X_{att} \rightarrow X_{obs}$) est le pourcentage de réponses pour lesquelles la catégorie de réponse la plus probable (étant donné les localisations des personnes et des items) est observée. Le deuxième indicateur ($X_{obs} \rightarrow X_{att}$) est le pourcentage de réponses pour lesquelles la catégorie de réponse observée est la plus probable. Ces indicateurs dépendent cependant de certaines caractéristiques des données telles que le ciblage de personnes par rapport aux items et l'ajustement des données aux prescriptions du modèle. Le choix final du regroupement des catégories devra donc avoir du sens par rapport à la variable mesurée, et devra tenir compte des indices de validité, de fiabilité et d'ajustement des données aux prescriptions du modèle (Bond & Fox, 2001). Le regroupement retenu devra ensuite être validé empiriquement, en vérifiant que des seuils comparables sont obtenus à partir de réponses observées sur la nouvelle échelle de réponses.

5.3. Exercices

1. Les réponses observées à un test comprenant 8 items dichotomiques (de 1 à 8) pour 5 personnes (de a à e) ainsi que la localisation des items et des personnes sont présentées au tableau 5.5. Les personnes et les items sont triés par ordre de localisation.

	Items									
Personnes	**1**	**5**	**2**	**6**	**3**	**8**	**4**	**7**	**Score total (r_n)**	**β_n (logits)**
a	1	1	1	1	1	0	1	1	7	1.97
b	1	1	1	1	0	1	0	0	5	0.53
d	1	0	1	1	0	0	0	0	3	-0.55
c	0	0	0	0	1	1	0	0	2	-1.14
e	1	1	0	0	0	0	0	0	2	-1.14
Score total (s_i)	4	3	3	3	2	2	1	1		
δ_i (logits)	-1.75	-0.69	-0.69	-0.69	0.31	0.31	1.60	1.60		

Tableau 5.5 – Réponses observées pour 5 personnes (a à e) à 8 items dichotomiques (1 à 8).

a) En vous basant sur l'observation de la matrice des réponses, déterminez quels items et quelles personnes présentent un pattern de réponses inattendu.

b) Calculez le score attendu par le modèle et sa variance étant donné la capacité de chaque personne (β_n) et la difficulté de chaque item (δ_i). Quelles sont les réponses observées qui ne correspondent pas aux scores attendus?
c) Calculez les résidus standardisés pour la réponse de chaque personne à chaque item et déterminez quelles réponses observées sont significativement différentes des scores attendus.
d) Calculez les indices d'ajustement *Infit* et *Outfit* de chaque item et de chaque personne. Identifiez l'item et la personne qui présente le plus grand *overfit* et le plus grand *underfit*. Justifiez votre réponse à l'aide de la matrice des réponses observées.

2. Le tableau 5.6 présente les indices d'ajustement *Infit* et *Outfit* des 11 personnes dont les réponses sont présentées au tableau 5.2. Identifiez les personnes dont les réponses s'ajustent aux prescriptions du modèle, les personnes qui présentent un ajustement de type *underfit*, et les personnes qui présentent un ajustement de type *overfit*. Justifiez votre réponse à l'aide de la matrice des données observées.

Personnes	*Infit (MNSQ)*	*Infit (ZSTD)*	*Outfit (MNSQ)*	*Outfit (ZSTD)*
a	1.06	0.30	0.96	0.00
b	1.04	0.30	0.83	0.00
c	0.98	0.10	0.86	-0.10
d	0.75	-0.90	0.67	-0.90
e	0.75	-1.00	0.68	-0.80
g	0.65	-1.70	0.60	-1.50
h	0.96	0.10	0.87	0.10
i	1.00	0.10	1.00	0.10
j	1.94	3.40	2.23	3.30
k	0.83	-0.20	0.70	-0.20
l	0.98	0.10	0.86	-0.10

Tableau 5.6 – Indices d'ajustement exprimés sous la forme de carrés moyens (*MNSQ*) et standardisés (*ZSTD*).

3. En vous basant sur la matrice de réponses présentée au tableau 5.2 :
a) Calculez les résidus de chaque classe d'intervalle (CI) pour les items 5, 7 et 8.
b) Représentez les courbes caractéristiques des items 5, 7 et 8; c'est-à-dire les scores attendus en fonction de la différence (β_n-δ_i). Indiquez également les réponses observées dans chaque CI. Enfin, interprétez les courbes caractéristiques de ces trois items.

c) Calculez le Chi-Carré des items 5, 7 et 8. Que pouvez-vous conclure à partir de cet indice d'ajustement?

4. La figure 5.6 présente les Courbes de Probabilité des Catégories (CPC) pour 6 items. Les localisations des seuils (logits) pour les 6 items sont présentées ci-dessous :
- item 1 : τ_{11} = -5.34, τ_{12} = 1.39, τ_{13} = 4.17 logits;
- item 2 : τ_{21} = -1.23, τ_{22} = -4.15, τ_{23} = 2.97 logits;
- item 3 : τ_{31} = -1.89, τ_{32} = 0.00, τ_{33} = -0.77 logits;
- item 4 : τ_{41} = -1.38, τ_{42} = 0.00, τ_{43} = -0.62, τ_{44} = 3.76 logits;
- item 5 : τ_{51} = -0.43 logits;
- item 6 : τ_{61} = -3.85, τ_{62} = -2.01, τ_{63} = -1.44, τ_{64} = 1.62, τ_{65} = 2.05, τ_{66} = 4.11 logits.

a) Faites correspondre les localisations des seuils (items 1 à 6) aux CPC (panneaux A à F) présentées à la figure 5.6.
b) Identifiez les items ayant des seuils désordonnés et justifiez votre réponse.

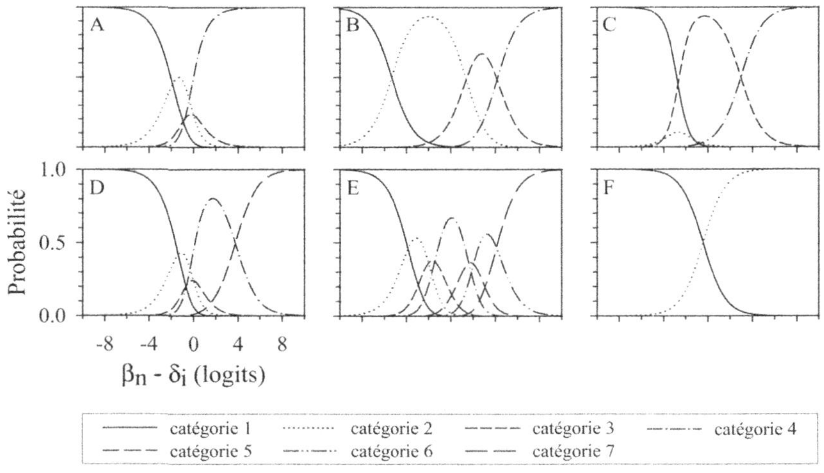

Figure 5.6 – Courbes de Probabilité des Catégories de réponse (CPC) pour 6 items (A à F).

5. Le tableau 5.7 (panneau du haut) présente les caractéristiques de l'échelle de réponses d'un item, soit : la différence (β_n-δ_i) moyenne pour les réponses observées dans chaque catégorie, la localisation des seuils, le pourcentage de réponses pour lesquelles la catégorie la plus probable est observée ($X_{att} \rightarrow X_{obs}$) et le pourcentage de réponses pour lesquelles la catégorie observée est la plus probable ($X_{obs} \rightarrow X_{att}$).

Echelle à 5 catégories				
Catégorie	**(β_n - δ_i) moyenne** (logits)	**Localisation des seuils** (logits)	**$X_{att} \rightarrow X_{obs}$** (%)	**$X_{obs} \rightarrow X_{att}$** (%)
1	-1.69	/	89	47
2	-0.20	-0.56	25	36
3	0.53	-0.64	25	30
4	1.18	-0.54	56	60
5	3.36	1.74	84	81

Echelle à 4 catégories					
Catégorie	**Catégorie d'origine**	**(β_n - δ_i) moyenne** (logits)	**Localisation des seuils** (logits)	**$X_{att} \rightarrow X_{obs}$** (%)	**$X_{obs} \rightarrow X_{att}$** (%)
1	1	-2.19	/	90	52
2	2 et 3	0.13	-1.56	36	38
3	4	1.13	-0.34	57	64
4	5	3.76	1.91	85	83

Tableau 5.7 – Caractéristiques d'une échelle de réponses avant et après avoir regroupé deux catégories de réponse.

a) Combien de catégories de réponse présentent cet item?
b) Les catégories de réponse de cet item vérifient-elles l'ordre postulé *a priori*? Justifiez votre réponse.
c) En examinant les indices de cohérence des réponses observées par rapport aux réponses attendues, identifiez les catégories de réponse les moins cohérentes. Quelle solution adopteriez-vous pour rétablir l'ordre des catégories de réponse?
d) Le tableau 5.7 (panneau du bas) présente les caractéristiques de l'échelle de réponses obtenues lorsque les réponses dans les catégories 2 et 3 ont été regroupées. Vérifiez si l'ordre postulé *a priori* est à présent respecté. Justifiez votre réponse.
e) Décrivez brièvement l'avantage et la limitation majeurs du regroupement des catégories de réponse que nous avons illustré dans cet exercice.

5.4. Solutions

1. a) Un pattern de réponses diagonal est observé pour l'ensemble des réponses, à l'exception des réponses de la personne c aux items 3 et 8. La réponse de la personne c est donc inattendue puisque la personne

Personnes	Items								Score total (r_n)	β_n (logits)
	1	5	2	6	3	8	4	7		
a	0.98 (0.02)	0.93 (0.06)	0.93 (0.06)	0.93 (0.06)	0.84 (0.13)	0.84 (0.13)	0.59 (0.24)	0.59 (0.24)	7	1.97
b	0.91 (0.08)	0.77 (0.18)	0.77 (0.18)	0.77 (0.18)	0.55 (0.25)	0.55 (0.25)	0.26 (0.19)	0.26 (0.19)	5	0.53
d	0.77 (0.18)	0.53 (0.25)	0.53 (0.25)	0.53 (0.25)	0.30 (0.21)	0.30 (0.21)	0.10 (0.09)	0.10 (0.09)	3	-0.55
c	0.65 (0.23)	0.39 (0.24)	0.39 (0.24)	0.39 (0.24)	0.19 (0.15)	0.19 (0.15)	0.06 (0.06)	0.06 (0.06)	2	-1.14
e	0.65 (0.23)	0.39 (0.24)	0.39 (0.24)	0.39 (0.24)	0.19 (0.15)	0.19 (0.15)	0.06 (0.06)	0.06 (0.06)	2	-1.14
Score total (s_i)	4	3	3	3	2	2	1	1		
δ_i (logits)	-1.75	-0.69	-0.69	-0.69	0.31	0.31	1.60	1.60		

Tableau 5.8 – Scores attendus (variances) pour la matrice des réponses du tableau 5.5.

Personnes	Items								Score total (r_n)	β_n (logits)
	1	5	2	6	3	8	4	7		
a	0.14	0.27	0.27	0.27	0.44	-2.29	0.83	0.83	7	1.97
b	0.31	0.55	0.55	0.55	-1.11	0.90	-0.59	-0.59	5	0.53
d	0.55	-1.06	0.94	0.94	-0.65	-0.65	-0.33	-0.33	3	-0.55
c	-1.36	-0.80	-0.80	-0.80	2.06	2.06	-0.25	-0.25	2	-1.14
e	0.73	1.25	-0.80	-0.80	-0.48	-0.48	-0.25	-0.25	2	-1.14
Score total (s_i)	4	3	3	3	2	2	1	1		
δ_i (logits)	-1.75	-0.69	-0.69	-0.69	0.31	0.31	1.60	1.60		

Tableau 5.9 – Résidus standardisés pour la matrice des réponses du tableau 5.5.

Items	*Infit (MNSQ)*	*Outfit (MNSQ)*
1	0.82	0.56
2	0.61	0.51
3	1.24	1.27
4	0.39	0.26
5	0.90	0.74
6	0.61	0.51
7	0.39	0.26
8	1.88	2.20
Personnes	***Infit (MNSQ)***	***Outfit (MNSQ)***
a	1.13	0.88
b	0.54	0.47
c	1.61	1.55
d	0.64	0.53
e	0.64	0.50

Tableau 5.10 – Indices d'ajustement *Infit* et *Outfit* pour la matrice des réponses du tableau 5.5

échoue aux quatre items les plus faciles et réussit deux des quatre items les plus difficiles.
b) Le score attendu à un item dichotomique est déterminé à l'aide de l'équation 2.6. La variance du score attendu est égale au produit de la probabilité de réussite et de la probabilité d'échec. Les scores attendus et leur variance sont présentés au tableau 5.8; les réponses inattendues sont grisées.
c) Le résidu standardisé est égal à la différence entre la réponse observée et le score attendu, divisée par la déviation standard du score attendu, c'est-à-dire la racine carrée de la variance du score attendu. Les résidus standardisés sont présentés au tableau 5.9. Les réponses de la personne c aux items 3 et 8 sont significativement trop élevées car les résidus standardisés sont supérieurs à 2. À l'opposé, la réponse de la personne a à l'item 8 est significativement trop faible car le résidu standardisé est inférieur à -2.

d) Les indices d'ajustement exprimés sous la forme de carrés moyens sont présentés au tableau 5.10. L'item 8 présente le plus grand *underfit* car les indices d'ajustement sont les plus grands. Son pattern de réponses est le plus désordonné car il a été réussi par une personne sur deux, pratiquement de manière aléatoire. Les items 4 et 7 présentent le plus grand *overfit* (indices d'ajustement les plus petits) car ils ont les patterns de réponses les plus déterministes. La personne c présente le plus grand *underfit* car elle a réussi deux items difficiles de manière inattendue alors qu'elle échoue à tous les autres items, y compris les plus faciles. La personne b présente le plus grand *overfit* car les réponses qu'elle a fournies se rapprochent le plus des scores attendus.

2. D'après les indices d'ajustement, les réponses de la majorité des personnes s'ajustent aux prescriptions du modèle. Cependant, la taille de l'échantillon est très faible pour mettre en évidence des déviations significatives par rapport aux prescriptions du modèle. Les personnes d, e et g ont tendance à présenter un ajustement de type *overfit*. Toutefois, cette tendance n'est pas significative car les carrés moyens standardisés sont supérieurs à -2. Notez que les patterns de réponses de ces personnes ne sont pas particulièrement déterministes, mais ils sont identifiés comme les plus déterministes étant donné le désordre des réponses des autres personnes. La personne j présente un *underfit* significatif car les carrés moyens standardisés sont largement supérieurs à 2. Son pattern de réponses est inversé. Il s'agit probablement d'une erreur d'interprétation systématique de l'échelle de réponses, ou alors d'une personne capable de réaliser des activités difficiles et incapable de réaliser des activités faciles!

Item 5: -0.99 logit								
CI	**β_{CI} (logits)**	**$X_{obs(CI)}$**	**$X_{att(CI)}$**	**$Résidu_{CI}$**	**$SD_{att(CI)}$**	**$Résidu_{ZSTD(CI)}$**	**χ^2**	**Valeur-p**
1	1.20	1.00	0.90	0.10	0.30	0.34		
2	0.20	0.60	0.76	-0.16	0.43	-0.38	0.47	0.79
3	-1.23	0.67	0.44	0.23	0.50	0.46		

Item 7: -0.52 logit								
CI	**β_{CI} (logits)**	**$X_{obs(CI)}$**	**$X_{att(CI)}$**	**$Résidu_{CI}$**	**$SD_{att(CI)}$**	**$Résidu_{ZSTD(CI)}$**	**χ^2**	**Valeur-p**
1	1.20	1.00	0.84	0.16	0.36	0.43		
2	0.20	0.80	0.67	0.13	0.47	0.28	0.77	0.68
3	-1.23	0.00	0.34	-0.34	0.47	-0.71		

Item 8: -0.09 logit								
CI	**β_{CI} (logits)**	**$X_{obs(CI)}$**	**$X_{att(CI)}$**	**$Résidu_{CI}$**	**$SD_{att(CI)}$**	**$Résidu_{ZSTD(CI)}$**	**χ^2**	**Valeur-p**
1	1.20	0.00	0.78	-0.78	0.41	-1.88		
2	0.20	0.60	0.57	0.03	0.50	0.06	6.50	0.04
3	-1.23	1.00	0.25	0.75	0.43	1.72		

Tableau 5.11 – Détails du calcul de l'indice d'ajustement Chi Carré (χ^2) des items 5, 7 et 8.

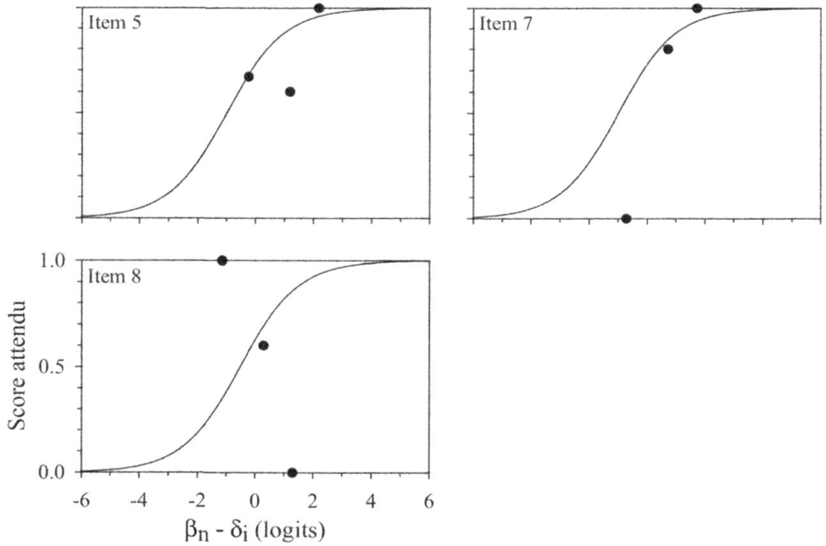

Figure 5.7 – Courbes Caractéristiques des Items (CCI) 5, 7 et 8 dont la réponse est présentée au tableau 5.2. Les CCI indiquent le score attendu en fonction de la localisation relative des personnes par rapport à l'item. Les réponses moyennes observées sont présentées pour trois classes d'intervalle (points).

3. a) Le résidu d'une CI donnée est égal à la différence entre la réponse observée (c'est-à-dire la moyenne des réponses observées des personnes appartenant à cette CI) et le score attendu (c'est-à-dire la moyenne des scores attendus des personnes appartenant à cette CI) de cette CI. Les résidus de chaque CI pour les items 5, 7 et 8 sont présentés au tableau 5.11.

b) Les scores attendus peuvent être déterminés pour n'importe quelle différence (β_n-δ_i) à l'aide de l'équation 2.6. Les courbes caractéristiques des items (CCI) représentent l'évolution du score attendu en fonction de la différence (β_n-δ_i). La figure 5.7 représente les courbes caractéristiques des items 5, 7 et 8. La réponse observée moyenne d'une CI donnée peut également être représentée en fonction de la différence entre la capacité moyenne des personnes appartenant à cette CI et la difficulté de l'item pris en considération. Les réponses observées moyennes des trois CIs sont également représentées à la figure 5.7 pour les items 5, 7 et 8. La CCI de l'item 5 montre que les réponses observées de chaque CI sont relativement proches des réponses attendues par le modèle et se distribuent de façon aléatoire de part et d'autre de la CCI. L'item 5 tend à présenter un bon ajustement des données aux prescriptions du modèle (*fit*). La CCI de l'item 7 montre que les réponses observées de chaque CI définissent une courbe plus raide que la CCI. Les personnes les moins capables sont moins capables qu'attendu et les personnes les plus capables sont plus capables qu'attendu. L'item 7 tend à présenter un ajustement de type *overfit*. La CCI de l'item 8 montre que les réponses observées de chaque CI sont éloignées des réponses attendues par le modèle et définissent une courbe inverse à la CCI. Les personnes les moins capables réussissent cet item alors que les personnes les plus capables y échouent. L'item 8 présente un ajustement de type *underfit*.

c) L'indice d'ajustement χ^2 est obtenu en sommant le carré des résidus standardisés de chaque CI. Le résidu standardisé d'une CI donnée est quant à lui obtenu en divisant le résidu de cette CI par la déviation standard du score attendu de cette CI. Enfin, la valeur-p, qui indique la taille du χ^2, est obtenue en comparant l'indice d'ajustement χ^2 avec la distribution χ^2 théorique ayant un degré de liberté égal au nombre de CIs. Dans notre cas, il y a donc 2 degrés de liberté. Les résidus standardisés de chaque CI, l'indice d'ajustement χ^2, et la valeur-p des items 5, 7 et 8 sont présentés au tableau 5.11. Les valeurs-p indiquent qu'au plan statistique, les données des items 5 et 7 s'ajustent aux prescriptions du modèle. Au contraire, les données de l'item 8 ne s'ajustent pas aux prescriptions du modèle. En conséquence, il sera probablement intéressant d'éliminer cet item et de recommencer l'analyse des données sans cet item.

4. a) 1 B; 2 C; 3 A; 4 D; 5 F; 6 E.
b) Les items 2 (panneau C), 3 (panneau A) et 4 (panneau D) présentent des seuils désordonnés. Par exemple, pour l'item 2, le premier seuil a une localisation plus élevée (-1.23 logit) que le deuxième seuil (-4.15 logits) et par conséquent la deuxième catégorie de réponse n'est jamais la plus probable quelle que soit la localisation de la personne.

5. a) L'item présente 5 catégories de réponse; 4 seuils séparent les catégories adjacentes.
b) La localisation moyenne des personnes présente une progression monotone d'une catégorie de réponse à l'autre. Cependant, les seuils ne sont pas ordonnés : le premier seuil a une localisation plus élevée (-0.56 logit) que le deuxième seuil (-0.64 logit). Les catégories de réponse ne vérifient donc pas l'ordre postulé *a priori*.
c) Les catégories de réponse 2 et 3 sont les moins cohérentes car seulement 25% des personnes qui ont une localisation qui justifierait une réponse dans cette catégorie l'ont choisie effectivement. Ces catégories de réponse sont donc sous-utilisées au profit des 3 autres catégories. De plus, seulement 36% et 30% des personnes qui ont choisi respectivement les catégories de réponse 2 et 3 ont une localisation correspondante. Il faudrait donc regrouper les réponses observées dans les catégories 2 et 3, comme si ces deux catégories n'en faisaient qu'une seule.
d) Les 4 catégories de réponse résultantes vérifient l'ordre postulé *a priori* car la localisation moyenne des personnes ainsi que la localisation des seuils présentent une progression monotone d'une catégorie de réponse à l'autre. De plus, la cohérence des réponses dans la catégorie 2 est légèrement améliorée par rapport à la situation originale.
e) L'avantage majeur du regroupement est qu'il permet de reproduire une échelle de réponses qui vérifie l'ordre postulé *a priori*, même si les personnes n'ont pas utilisé l'échelle de réponses telle qu'elle avait été conçue. La limitation principale est que l'ordre de la nouvelle échelle de réponses (à 4 catégories dans cet exercice) doit être testé empiriquement car il est impossible de prédire si les 4 catégories de réponse de la nouvelle échelle de réponses seront utilisées de manière ordonnée.

Chapitre 6
Les qualités psychométriques de l'échelle

Lorsqu'un test vérifie les critères d'une mesure objective, les résultats qu'il produit peuvent être utilisés en vue d'une interprétation quantitative. Les mesures représentent une quantité unidimensionnelle exprimée sur une échelle linéaire. Ces mesures peuvent également faire l'objet d'une transformation linéaire de manière à exprimer les mesures sur une échelle qui a du sens par rapport à la variable mesurée.

Exemple : Une étude originale (Moulton, 1993) a été menée pour déterminer si la cartographie du campus universitaire de Chicago pouvait être reproduite à l'aide du modèle de Rasch. L'auteur a quadrillé le campus à pied selon un axe nord-sud et selon un axe est-ouest. Lors de ses multiples arrêts, il a évalué la position de chaque bâtiment principal dans les deux directions, à l'aide d'une échelle catégorielle (par ex., de «Très loin vers le Sud» à «Très loin vers le Nord»). L'analyse des réponses à l'aide du modèle de Rasch a permis de localiser chaque bâtiment sur deux échelles orthogonales exprimées en logits. Une transformation linéaire des mesures estimées a permis de déterminer, à partir de l'estimation de l'auteur, la coordonnée géographique de chaque bâtiment par rapport à un point d'origine déterminé. Les résultats ont montré que la localisation estimée pour chaque bâtiment, compte tenu de l'erreur standard, correspond à sa localisation géographique réelle.

D'après les résultats de l'étude ci-dessus, les relevés de distance perçue vérifient les critères d'une mesure objective car les réponses observées par l'auteur s'ajustent aux prescriptions du modèle de Rasch. Cette vérification constitue le premier critère pour établir des comparaisons quantitatives, comme par exemple pour déterminer la distance qui sépare deux bâtiments (ou pour mesurer la progression d'une personne d'une évaluation à l'autre dans le cas d'un test fonctionnel). Cependant, l'utilité pratique du test ne sera établie qu'après une série de vérifications approfondies. Les mesures obtenues sont-elles comparables à celles d'un instrument de référence? Les mesures sont-elles reproductibles d'une observation à l'autre? La distance qui sépare deux bâtiments est-elle perçue de la même manière par différentes personnes? Quelle est la plus petite distance mesurable à l'aide de cette perception de distance? La liste de questions est innombrable et dépend principalement du contexte d'utilisation de l'échelle. Toutes ces questions font appel à différentes qualités psychométriques de l'échelle. Dans ce chapitre, nous exposerons différentes qualités psychométriques d'une échelle d'évaluation telles que la validité, la fiabilité et la plus petite différence mesurable. Ces concepts ont été développés à partir du début du XXe siècle dans le cadre de la théorie classique des tests et sont présentés dans la plupart des ouvrages de référence (Streiner & Norman, 1995; Laveault & Grégoire, 2002). Nous verrons ici comment ces concepts peuvent être appliqués dans le cadre d'une analyse psychométrique moderne à l'aide du modèle de Rasch. Enfin, nous présenterons également différentes méthodologies d'analyse qui sont propres à la psychométrie moderne, telle que l'analyse du fonctionnement différentiel des items et l'analyse en composantes principales des résidus.

6.1. La validité

Un instrument est valide lorsqu'il mesure réellement ce qu'il est censé mesurer (Messick, 1989). Au début des années 1950, la validité était envisagée de façon relativement morcelée en plusieurs types (Messick, 1988) : la validité de contenu, la validité en référence à un critère externe, la validité conceptuelle/théorique et la validité apparente (American Educational Research Association, American Psychological Association & National Council on Measurement in Education, 1985; Laveault & Grégoire, 2002). L'ouvrage de Laveault & Grégoire (2002) présente les méthodes généralement utilisées pour tester ces différents types de validité.

La validité de contenu consiste à vérifier si les différents éléments d'un instrument sont représentatifs du concept visé. La validation concerne le contenu des items, les instructions données aux sujets, les contraintes de temps, les modalités de réponses, les critères d'évaluation, etc. Elle est généralement établie en interrogeant des experts. Les différentes étapes de base nécessaires à la validation du contenu d'un instrument sont décrites dans l'article de Haynes et coll. (1995).

Exemple : Considérons un questionnaire mesurant l'habileté manuelle chez des enfants infirmes moteurs cérébraux. La validité de contenu peut être testée en demandant à des experts (par ex., médecins, kinésithérapeutes, ergothérapeutes, éducateurs) si les activités proposées sont pertinentes et si elles recouvrent tous les domaines de la variable que l'on cherche à mesurer. L'activité «Décapsuler une bouteille de bière» sera, par exemple, considérée comme non pertinente car elle n'est généralement pas réalisée par les enfants. De plus, si les activités recouvrent uniquement les domaines de l'alimentation et de l'habillage, il sera probablement souhaitable d'ajouter des items relatifs aux domaines de l'hygiène, de la scolarité ou des loisirs de manière à couvrir une gamme d'activités plus représentative.

La validité en référence à un critère externe consiste à évaluer le degré de corrélation entre le score des personnes obtenu avec l'instrument à valider et une autre mesure prise comme critère externe. Ce critère externe peut être de deux types, ce qui donne lieu à deux formes particulières de validité. **La validité concomitante** consiste à évaluer le degré de corrélation entre les scores obtenus au test et les scores obtenus à un instrument de référence dont la validité est reconnue et qui a déjà fait ses preuves. **La validité prédictive** consiste à évaluer la qualité des prédictions faites sur base des scores obtenus au test. Dans ce cas, le critère externe est la mesure de l'issue qui a été prédite.

Exemple : Validité concomitante. Les distances perçues sur une échelle catégorielle dans l'exemple présenté au début de ce chapitre sont comparées à la localisation géographiques des bâtiments obtenues à l'aide du système métrique.

Exemple : Validité prédictive. Les résultats obtenus par des étudiants lors d'un test d'admission sont comparés avec les résultats obtenus à la fin d'un programme d'études.

La validité conceptuelle/théorique consiste à vérifier que les scores obtenus à un test supportent le modèle théorique qui sous-tend l'instrument de mesure. En effet, tout instrument ne mesure pas directement une variable mais repose sur un concept ou un modèle théorique de la variable que l'on souhaite mesurer. C'est pourquoi il est important que le concepteur définisse précisément le concept ou modèle théorique que l'instrument est censé mesurer. Ce modèle permet d'interpréter les données recueillies et de leur donner un sens. La validité conceptuelle est donc au cœur du problème de l'opérationnalisation des variables et repose sur une collection d'informations qui supportent ou qui réfutent les prédictions et hypothèses formulées à partir du modèle théorique. Par exemple, une simple corrélation permet de vérifier que la variable mesurée par l'instrument investigué est associée à des variables voisines qui lui sont théoriquement liées (**validité de convergence**) ou qu'elle n'est pas associée à des variables éloignées qui ne lui sont théoriquement pas liées (**validité de divergence**).

Exemple : Validité de convergence. Les résultats de patients hémiplégiques à un test mesurant l'habileté manuelle doivent théoriquement être corrélés, au moins partiellement, avec les fonctions du membre supérieur (force de préhension, dextérité, motricité).

Exemple : Validité de divergence. Les résultats obtenus à un test de mathématique ne doivent pas forcément être corrélés avec les résultats obtenus à un test d'anglais.

La validité apparente consiste à évaluer la valeur apparente des items d'un test par des juges qui ne sont pas des experts du domaine (par ex., les sujets de l'échantillon visé, les utilisateurs du questionnaire). Elle ne doit pas être confondue avec la validité de contenu qui fait appel à des experts entraînés appliquant une méthode d'évaluation rigoureusement contrôlée. La validité apparente est la procédure de validation la moins rigoureuse; elle se réfère à la valeur apparente de l'instrument plutôt qu'à sa valeur réelle. La validité apparente est dès lors souvent rejetée par les chercheurs bien qu'elle permette de créer des tests mieux acceptés par les utilisateurs et les sujets de l'échantillon ciblé car leur contenu leur apparaît plus légitime (Anastasi, 1988).

Exemple : Demander à des patients hémiplégiques si les activités proposées dans un questionnaire mesurant la qualité de vie leur paraissent pertinentes.

Depuis la fin des années 80 et suite aux travaux de Messick (1988, 1989, 1995), les différentes approches de validation tendent à être abordées sous une appellation commune. La validité conceptuelle/théorique est maintenant considérée comme le concept-clé sous le nom duquel les différents tests de validation sont regroupés (Andrich, 1999). En effet, les différents tests de validation sont maintenant envisagés comme une accumulation de preuves concernant le sens que l'on peut attribuer aux scores étant donné le modèle théorique qui sous-tend l'instrument de mesure. Par ailleurs, Messick (1988) souligne l'importance de prendre en compte les implications souhaitées et non souhaitées de l'usage d'un instrument de mesure. Il utilise le terme **validité de conséquence** pour décrire le processus de validation qui évalue les conséquences de l'usage de l'instrument de mesure sur la mesure elle-même.

Exemple : Un questionnaire mesurant la dépression peut s'avérer «valide» dans le sens où il mesure réellement ce qu'il est censé mesurer. Cependant, il peut présenter une mauvaise validité de conséquence s'il touche émotionnellement les patients au point de les faire pleurer ou de refuser de répondre aux questions.

Un résumé des différents types de validité est présenté au tableau 6.1. Nous verrons dans le chapitre 7 quelques exemples de méthodes utilisées pour valider un questionnaire d'habileté manuelle.

Type de validité	Description
Contenu	Evaluation par des experts de la qualité de l'instrument investigué (contenu des items, instructions, modalités de réponse, ...).
En référence à un critère: concomitante	Evaluation du degré de corrélation entre les mesures de l'instrument investigué et les mesures d'un outil de référence.
En référence à un critère: prédictive	Evaluation de la qualité prédictive des mesures de l'instrument investigué.
Conceptuelle ou théorique	Evaluation du sens à attribuer aux scores du test sur la base du concept ou du modèle théorique que l'instrument investigué est censé mesurer.
Apparente	Evaluation superficielle de la qualité apparente de l'instrument investigué.
Conséquence	Evaluation des implications souhaitées et non souhaitées de l'usage de l'instrument investigué.

Tableau 6.1 – Les différents types de validité.

6.2. La fiabilité

La fiabilité est un concept issu de la théorie classique des tests qui indique la quantité d'erreur de mesure associée à une matrice particulière des scores d'un test (Frisbie, 1988). Idéalement, les scores observés à un test devraient uniquement refléter la quantité de la variable mesurée, à savoir la capacité des personnes. En pratique, les scores observés sont toujours entachés d'un certain degré d'erreur. La théorie classique des tests postule dès lors que le score observé d'une personne à un test (X) résulte de la somme entre le score réel (T) et l'erreur de mesure (E).

$$X = T + E \tag{6.1}$$

Le score réel est le score qui devrait être observé s'il n'y avait pas d'erreur de mesure; il n'est pas directement observable. L'erreur de mesure est responsable des variations observées dans les scores lorsque le test est appliqué à plusieurs reprises aux mêmes personnes dont le score réel n'a pas changé. Les erreurs de mesure peuvent être de deux types : les erreurs aléatoires et les erreurs systématiques. Les erreurs aléatoires affectent le score de chaque sujet d'une façon différente; leur effet est tantôt positif, tantôt négatif. Elles varient d'un sujet à l'autre et d'une fois à l'autre. Les erreurs aléatoires sont détectées en testant la fiabilité des scores. Les erreurs systématiques affectent les scores de tous les sujets de la même façon. Elles sont détectées non pas en testant la fiabilité mais en testant la validité de l'instrument de mesure.

Trois types de facteurs peuvent introduire une erreur de mesure (Frisbie, 1988; Traub & Rowley, 1991) :

1) **les caractéristiques de l'instrument de mesure** : la longueur du test, le contenu du test, la difficulté des items, la discrimination des items...

2) **les caractéristiques de l'échantillon de personnes** : l'hétérogénéité, la tricherie, la motivation...

3) **les conditions sous lesquelles le test est administré** : la limite de temps, le bruit, la température, les instructions de l'examinateur...

La fiabilité concerne donc une matrice de scores observés au moyen d'un instrument de mesure lorsque celui-ci est appliqué à une certaine population sous certaines conditions (Streiner & Norman, 1995). Elle ne doit pas être considérée comme la propriété directe d'un instrument de mesure car elle dépendra autant de l'échantillon de personnes pris en considération et des conditions sous lesquelles le test a été administré que du test lui-même.

L'équation 6.1 indique que le score observé d'une personne à un test est proche du score réel lorsque l'erreur de mesure est petite. Le concept de fiabilité n'est cependant pas basé sur le score observé d'une seule personne mais sur celui d'un échantillon de personnes. La variance (c'est-à-dire la somme des carrés des écarts entre le score (ou l'erreur) de chaque personne et le score (ou l'erreur) moyen divisée par le nombre de personnes) permet de décrire les distributions des scores observés, des scores réels et des erreurs de mesure de l'échantillon de personnes. L'équation 6.1 devient :

$$S_x^2 = S_t^2 + S_e^2 \qquad (6.2)$$

La variance des scores observés (S_x^2) est donc la résultante de la variance des scores réels (S_t^2) et de la variance des erreurs de mesure (S_e^2). Une variance des scores observés égale à 100 pourrait signifier que la variance des scores réels est égale à 90 et que la variance des erreurs de mesure est égale à 10 mais elle pourrait également signifier que la variance des scores réels est égale à 30 et que la variance des erreurs de mesure est égale à 70. Dans la première situation, la variance des scores observés est attribuable à 90% à la variance des scores réels; dans la deuxième situation, la variance des scores observés est attribuable à 70% à la variance des erreurs de mesure.

Le coefficient de fiabilité permet de distinguer de telles situations. Il est égal à la proportion de la variance des scores observés dans l'échantillon qui est attribuable à la variance des scores réels (Traub & Rowley, 1991; Laveault & Grégoire, 2002). Le coefficient de fiabilité (R) est donc calculé comme le rapport entre la variance des scores réels et la variance des scores observés :

$$R = \frac{S_t^2}{S_x^2} = \frac{S_x^2 - S_e^2}{S_x^2} \quad (6.3)$$

Ce coefficient de fiabilité reflète la quantité d'erreurs aléatoires associées à une matrice particulière de scores (Andrich, 1999). Il varie entre 0 (fiabilité nulle) et 1 (fiabilité parfaite). Plus le test est fiable, plus la variance des scores observés est attribuable à la variance des scores réels et non à des fluctuations aléatoires. Des valeurs proches de 1 signifient que presque toute la variance des scores observés est attribuable à la variance des scores réels. Les scores observés représentent donc essentiellement les capacités réelles des personnes.

Exemple : Dans la première situation où $S_x^2 = 100$, $S_t^2 = 90$ et $S_e^2 = 10$, R = 90/100 = 0.90. Nonante pourcents de la variance des scores observés est attribuable à la variance des scores réels et 10% à la variance des erreurs de mesure. Les scores observés sont donc fiables.

Des valeurs proches de 0 signifient que presque toute la variance observée est due aux erreurs de mesure. Les scores observés ne représentent donc pas ou peu les capacités réelles des personnes.

Exemple : Dans la deuxième situation où $S_x^2 = 100$, $S_t^2 = 30$ et $S_e^2 = 70$, R = 30/100 = 0.30. Trente pourcents de la variance des scores observés est attribuable à la variance des scores réels et 70% à la variance des erreurs de mesure. Les scores observés ne sont donc pas fiables.

Il n'y a pas de règle standard absolue qui puisse être utilisée pour juger si un coefficient de fiabilité est suffisamment élevé. Il s'agit d'un jugement purement arbitraire qui tiendra compte du contexte de mesure. Notons que la plupart des tests standardisés publiés ont une fiabilité comprise entre 0.85 et 0.95. Portney & Watkins (1993) considèrent que le coefficient de fiabilité doit être au minimum de 0.90 pour les tests cliniques.

Le coefficient de fiabilité qui se présente et s'interprète comme un coefficient de corrélation constitue la base théorique à partir de laquelle se sont développés différents tests statistiques permettant de quantifier les différents types de fiabilité (Béthoux & Calmels, 2003) :

1) **La fiabilité test-retest et intra-examinateur** : elle évalue la stabilité des scores obtenus à un test soumis à deux (fiabilité test-retest) ou plusieurs (fiabilité intra-examinateur) occasions aux mêmes sujets par le même examinateur. L'intervalle de temps entre les différentes administrations du test doit être suffisamment long pour éviter les effets de fatigue, de mémorisation ou d'apprentissage mais suffisamment court pour éviter des changements réels de capacité des personnes. Les tests statistiques de corrélation de Pearson ou de Spearman sont utilisés ainsi que le coefficient de corrélation intra-classe (Shrout & Fleiss, 1979).

2) **La fiabilité inter-examinateurs** : elle évalue la stabilité des scores obtenus à un test soumis aux mêmes sujets par plusieurs examinateurs. Les tests statistiques de corrélation de Pearson ou de Spearman sont fréquemment utilisés mais ils peuvent conduire à une surestimation de la fiabilité inter-examinateurs lorsque la taille de l'échantillon de personnes est faible ($n < 15$). Par conséquent, le coefficient de corrélation intra-classe (Shrout & Fleiss, 1979) et le coefficient kappa de concordance (Cohen, 1960) leur sont actuellement préférés.

3) **La cohérence interne** : elle évalue l'homogénéité de l'instrument de mesure à travers la corrélation de chaque item avec les autres items et avec le score total. La cohérence interne reflète donc l'étendue avec laquelle les items du test mesurent la même caractéristique. Le test statistique le plus souvent utilisé est le coefficient alpha de Cronbach (Cronbach, 1951). Les formules 20 et 21 de Kuder-Richardson sont également utilisées pour mesurer la cohérence interne des items dichotomiques (Kuder & Richardson, 1937).

Nous avons vu jusqu'à présent que l'erreur de mesure associée à une matrice particulière des scores d'un test est exprimée à travers le coefficient de fiabilité qui est déterminé par le rapport entre la variance des scores réels et la variance des scores observés (*cf.* équation 6.3). Dans la théorie classique des tests, la variance des scores observés est directement calculée à partir des scores totaux des personnes. Par contre, la variance des scores réels est inconnue et ne peut pas être déduite à partir de la différence entre la variance des scores observés et la variance des erreurs de mesure (*cf.* équation 6.2) puisque cette dernière n'est pas directement calculable. Le coefficient de fiabilité est dès lors estimé avant la variance des erreurs de mesure. Laveault & Grégoire (2002) présentent dans leur ouvrage les méthodes généralement utilisées pour estimer le coefficient de fiabilité.

Dans le cadre du modèle de Rasch (Wright & Masters, 1982; Fisher 1992), la variance des scores observés est la variance des mesures des personnes et la variance des scores réels est déduite à partir de la différence entre la variance des scores observés et la variance des erreurs de mesure. Contrairement à la théorie classique des tests, la variance des erreurs de mesure peut être directement calculée puisque le modèle de Rasch estime non seulement la mesure de chaque personne mais également l'erreur standard associée à la mesure de chaque personne (*cf.* chapitre 4). La variance des erreurs de mesure est obtenue en moyennant le carré des erreurs standards des mesures des personnes et le coefficient de fiabilité peut ainsi être calculé.

Un autre index de fiabilité, l'index de séparation des personnes (G), a également été développé dans le cadre du modèle de Rasch afin d'indiquer le nombre de «niveaux» de capacités différentes qui sont statistiquement distingués à l'intérieur de l'échantillon. Cet index est égal à la racine carrée du rapport entre le coefficient de fiabilité et son complément. Autrement dit, l'index de séparation des personnes correspond au rapport entre la déviation standard des scores réels (S_t) et la déviation standard due aux erreurs de mesure (S_e). Wright & Masters (1982) présentent dans leur ouvrage les méthodes généralement utilisées pour calculer l'index de séparation.

$$G = \sqrt{\frac{R}{1-R}} = \frac{S_x - S_e}{S_e} = \frac{S_t}{S_e} \qquad (6.4)$$

L'index de séparation des personnes permet ensuite de calculer le nombre de «niveaux» de capacités qui peuvent être statistiquement distingués dans l'échantillon selon la formule suivante : (4G+1)/3 (Fisher, 1992).

Exemple : si G = 4, l'instrument de mesure permet de distinguer 5.67 «niveaux» de capacités statistiquement différentes dans l'échantillon de personnes pris en considération. Le coefficient de fiabilité est égal à $R = \frac{G^2}{1+G^2} = \frac{4^2}{1+4^2} = 0.94$. Autrement dit, 94% de la variance des scores observés est attribuable aux scores réels.

Il est souvent argumenté que la fiabilité minimale d'un instrument de mesure doit permettre de séparer l'échantillon de personnes évaluées en deux groupes de capacité significativement différentes. En effet, une fiabilité inférieure indiquerait que l'erreur de mesure est tellement grande que l'instrument ne permet pas de distinguer statistiquement la capacité des personnes évaluées. Dans ce cas, le nombre de niveaux est égal à 2; ce qui correspond à un index de séparation de G = 1.25 et un coefficient de fiabilité égal à 0.61.

6.3. La plus petite différence mesurable

La plus petite différence mesurable représente la résolution de l'instrument de mesure. Dans le cas des questionnaires que nous envisageons dans cet ouvrage, tout changement quantitatif de la grandeur mesurée est censé se manifester par un changement du score total. Le plus petit changement observable consiste en un changement du score total de 1 point. C'est ce que nous appellerons la plus petite différence observable. Mais à quelle grandeur correspond cette plus petite différence observable?

Nous avons vu que le score total est une statistique suffisante pour estimer la localisation d'une personne sur l'échelle de mesure de la variable. Dès lors, à chaque valeur du score total correspond une et une seule mesure sur l'échelle de la variable (pour autant que la personne ait répondu à tous les items). L'évolution du score total et de l'erreur standard est représentée en fonction de la capacité des personnes pour un test fictif composé de 21 items dichotomiques à la figure 6.1. Nous y voyons qu'une différence de score d'un point correspond à une différence de mesure variable en fonction de la capacité de la personne. Dans notre exemple, la plus petite différence mesurable est égale à 0.30 logit lorsque le score total passe de 10 à 11 points; elle est égale à 0.98 logit lorsque le score total passe de 19 à 20 points. Dans cet exemple, la plus petite différence mesurable est plus de 3 fois plus grande à l'extrémité par rapport au centre de la plage de mesure. Pour tous les questionnaires que nous envisageons dans cet ouvrage, la résolution d'un instrument de mesure diminue donc lorsque la capacité de la personne s'éloigne du centre de la plage de mesure.

L'erreur standard associée à l'estimation de la capacité augmente également lorsque la capacité de la personne s'éloigne du centre de la plage de mesure. Par conséquent, l'intervalle de confiance à 95% (traits pointillés) suit la même évolution. L'intervalle de confiance représente la région, sur l'échelle de mesure, dans laquelle la capacité de la personne se situe avec une probabilité de 95%. Cet intervalle est de 1.10 logit pour un score de 10, et de 2.26 logits pour une score de 20. Dès lors, pour tous les questionnaires que nous envisageons dans cet ouvrage, la précision de la mesure diminue lorsque la capacité de la personne s'éloigne du centre de la plage de mesure.

En combinant la résolution et la précision d'une échelle de mesure, il est possible de déterminer la plus petite différence statistiquement significative. Imaginons qu'une personne soit prise en charge dans un programme de réadaptation. Au moment de sa prise en charge, elle

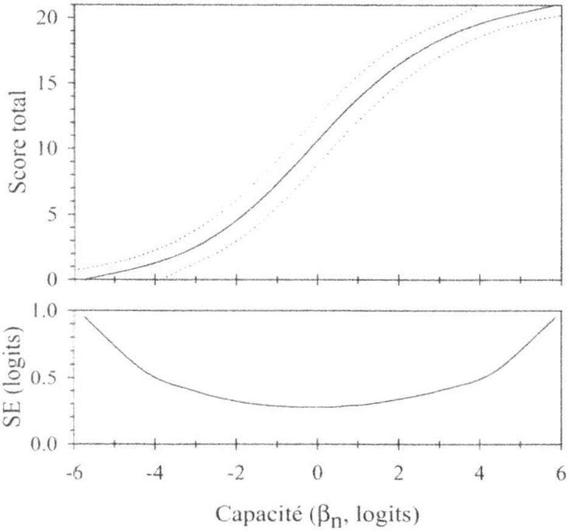

Figure 6.1 – Évolution du score total (panneau du haut) et de l'erreur standard associée à la capacité de la personne (SE, panneau du bas) en fonction de la localisation de la personne pour un test fictif comprenant 21 items dichotomiques. L'intervalle de confiance à 95% de la relation entre le score et la capacité de la personne est également représenté (traits pointillés).

obtient un score de 10 au test dont les caractéristiques sont présentées à la figure 6.1. Ce score correspond à une capacité estimée de -0.19 logit avec un intervalle de confiance à 95% de 1.10 logit (± 2 SE de part et d'autre de la capacité estimée). Il y a donc 95% de probabilité pour que la capacité de la personne soit située entre -0.74 et 0.36 logit. Quel score la personne doit-elle obtenir à l'issue du traitement pour que sa capacité ait augmenté de manière statistiquement significative étant donné la résolution et la précision du test? La plus petite augmentation statistiquement significative peut être déterminée à l'aide de la figure 6.1. Pour que la progression de la personne soit statistiquement significative, il faut que les intervalles de confiance à 95% avant et après le traitement ne se chevauchent pas. Dès lors, il faut que la personne obtienne au moins un score de 14, correspondant à une capacité estimée à 1.05 logit avec un intervalle de confiance à 95% de 1.16 logit. Il y aura donc 95% de probabilité pour que la capacité de la personne soit située entre 0.47 et 1.63 logit, et cet intervalle ne chevauche pas l'intervalle de confiance lors de la prise en charge. Notons cependant que cette démarche permet de déterminer la progression minimale statistiquement significative. La progression cliniquement significative doit être déterminée par une appréciation clinique des différents niveaux de capacité. Elle ne peut être inférée de la mesure seule car elle fait intervenir un critère externe à l'échelle de mesure.

6.4. Le fonctionnement différentiel des items

Le fonctionnement différentiel des items (FDI) concerne l'invariance de l'échelle de mesure à travers différents sous-groupes de personnes. Lorsque les données observées s'ajustent aux prescriptions du modèle, le score dépend uniquement de la capacité de la personne et de la difficulté de l'item (Rasch, 1960). Les scores ne doivent pas être influencés par d'autres facteurs démographiques (par ex., l'âge, le sexe, le statut socio-économique), cliniques (par ex., l'étiologie de la maladie, la sévérité de la pathologie) ou autres (Smith, 1992). Dès lors, deux personnes ayant la même capacité sont censées obtenir le même score à un item donné, indépendamment des autres facteurs. Si ce n'est pas le cas, nous dirons que l'item est biaisé, ou, d'après une terminologie plus récente, nous dirons que l'item présente un fonctionnement différentiel (Holland & Wainer, 1993). Pour le lecteur intéressé, Smith (1992) fait une revue des différentes définitions du FDI.

Le fonctionnement différentiel d'un item peut être illustré en examinant la courbe caractéristique d'un item. Les courbes caractéristiques de deux items (Item A : «Faire du repassage», Item B : «Ouvrir un paquet de chips») ainsi que les scores moyens observés pour cinq classes d'intervalle sont présentés à la figure 6.2 (panneaux A1 et B1). Notons que, dans l'ensemble, les scores observés aux deux items s'ajustent aux prescriptions du modèle car les scores moyens observés pour chaque classe d'intervalle suivent l'évolution du score attendu par le modèle. Si nous divisons les réponses des personnes en deux ou plusieurs sous-groupes (par ex., hommes *vs* femmes, belges *vs* canadiens *vs* français *vs* suisses), nous pouvons également présenter le score moyen observé dans chacun des sous-groupes pour différentes classes d'intervalle (panneaux A2 et B2). Le score moyen observé dans chacun des deux sous-groupes (c'est-à-dire hommes *vs* femmes) suit une évolution différente en fonction de la localisation de la personne, comme si les scores des deux sous-groupes s'ajustaient à deux items différents. Il n'en reste pas moins que, dans l'ensemble, les scores observés s'ajustent aux prescriptions du modèle. Le FDI est donc conditionnel, ou relatif, par nature car il manifeste une réponse différente pour des personnes appartenant à différents sous-groupes, étant donné que les personnes ont la même localisation sur l'échelle de mesure de la variable (Smith, 1992; Holland & Wainer, 1993).

L'évolution des scores moyens observés permet d'identifier deux types de fonctionnement différentiel d'un item. Dans le premier cas, le FDI est uniforme car les scores moyens observés évoluent parallèlement dans les

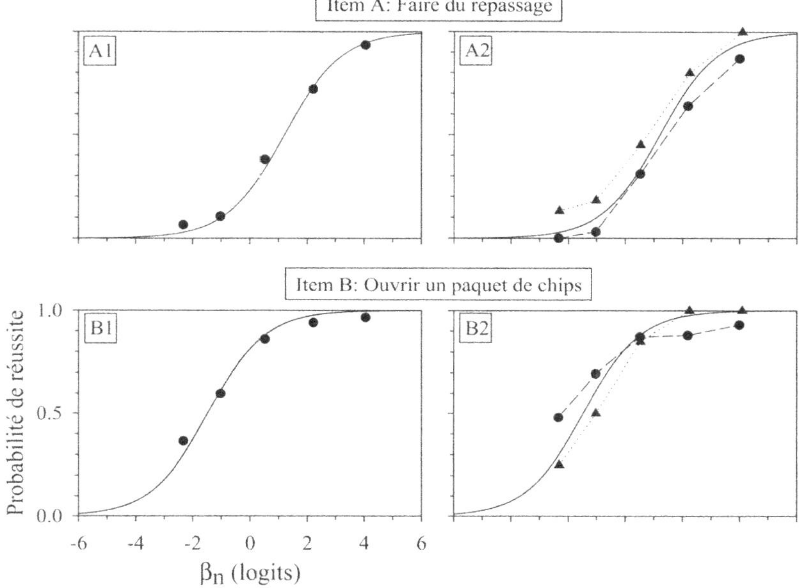

Figure 6.2 – Courbes caractéristiques (trait plein) des items «Faire du repassage» (A) et «Ouvrir un paquet de chips» (B) et scores moyens observés (points) dans l'échantillon complet pour cinq classes d'intervalle (panneaux A1 et B1). Les scores moyens observées dans l'ensemble de l'échantillon s'ajustent aux prescriptions du modèle. Lorsque les scores moyens sont présentés séparément pour les hommes (cercles, trait discontinu) et pour les femmes (triangles, trait pointillé), un fonctionnement différentiel apparaît (panneaux A2 et B2). L'item «Faire du repassage» présente un FDI uniforme car les scores observés évoluent parallèlement dans les deux sous-groupes (panneau A2). L'item «Ouvrir un paquet de chips» présente un FDI non uniforme car la capacité mesurée interagit avec le facteur sexe dans la réponse à cet item (panneau B2).

deux sous-groupes (figure 6.2, panneau A2). Dans ce cas, étant donné la capacité d'une personne, l'item «Faire du repassage» est systématiquement plus facile si cette personne est une femme plutôt qu'un homme. La difficulté relative de l'item (par rapport à l'ensemble des items du test) est donc plus grande pour les hommes que pour les femmes. Dans le second cas, le FDI est non uniforme car les scores moyens observés n'évoluent pas parallèlement dans les deux sous-groupes (figure 6.2, panneau B2). Dans ce cas, la difficulté relative de l'item «Ouvrir un paquet de chips» pour un homme et pour une femme varie en fonction de la localisation de la personne sur l'échelle de mesure. Le facteur sexe présente donc une interaction avec la capacité mesurée et cette interaction dépend de la localisation de la personne. Notons que dans le cas d'un FDI non uniforme, la localisation de l'item ne varie pas forcément entre les sous-groupes. Cependant, les données observées dans les différents sous-groupes présentent un ajustement différent aux prescriptions du modèle et/ou des seuils différents dans le cas d'items polytomiques (Smith, 1992).

En pratique, deux méthodes sont principalement utilisées pour tester statistiquement l'ampleur du fonctionnement différentiel d'un item. La première méthode consiste à mener une analyse de variance (ANOVA) à deux facteurs sur les résidus standardisés (Andrich et coll., 2004). Le premier facteur est le sous-groupe considéré (par ex., le sexe), le deuxième facteur est l'index des classes d'intervalle présentant différents niveaux de capacité. Cette analyse permet de détecter un FDI uniforme si les résidus standardisés varient significativement d'un sous-groupe à l'autre, ou non uniforme, si les résidus standardisés présentent une interaction significative entre les sous-groupes et les classes d'intervalle.

La deuxième méthode est basée sur la nécessité de vérifier les critères d'une mesure objective (Wright & Stone, 1979). En effet, les scores observés doivent s'ajuster aux prescriptions du modèle de Rasch avant de pouvoir être convertis en mesures linéaires. Dès lors, le fonctionnement différentiel d'un item n'est envisagé que comme une différence de localisation des items entre les sous-groupes. La deuxième méthode est principalement utilisée lorsque le FDI est envisagée entre deux sous-groupes. Elle consiste à mener un test t de student sur les estimations de difficulté de chaque item, obtenues séparément pour les deux sous-groupes. Une analyse des données est réalisée indépendamment pour chaque sous-groupe et la localisation de l'item est estimée ainsi que son erreur standard. La statistique t ainsi qu'un intervalle de confiance de 95% est ensuite calculé pour chaque item.

Par sa nature, la deuxième méthode permet de mettre en évidence uniquement un FDI uniforme entre deux sous-groupes. Toutefois, elle présente l'intérêt d'être très simple et permet une interprétation graphique très claire. Nous illustrerons cette méthode à l'aide de l'exemple suivant. Considérons un test composé de 5 items mesurant la difficulté qu'éprouvent les personnes âgées pour réaliser les 5 activités suivantes : (1) «Faire du repassage»; (2) «Allumer la TV»; (3) «Enfoncer un clou avec un marteau»; (4) «Ouvrir un paquet de chips» et (5) «Couper de la viande». L'échantillon est composée de 20 femmes et de 20 hommes. Vérifions si la difficulté des activités est perçue de manière invariante en fonction du sexe. La localisation des activités perçue par les deux sous-

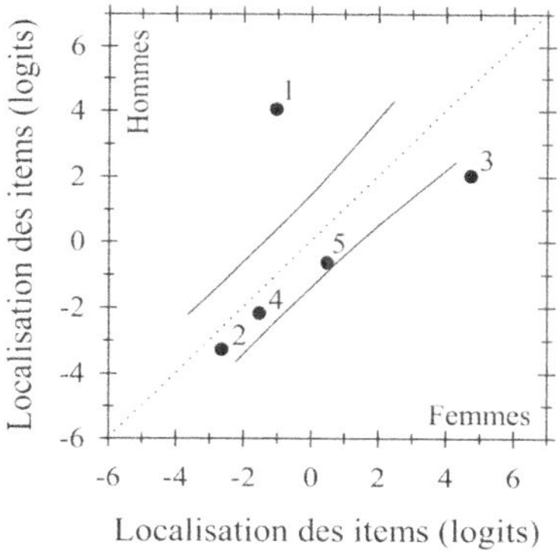

Figure 6.3 – Comparaison de la localisation des items estimée pour les femmes (abscisse) et pour les hommes (ordonnée). Les items (points) les plus difficiles sont situés dans le coin supérieur droit. Les items ayant une localisation invariante dans les deux sous-groupes sont situés à proximité de la droite d'identité (trait pointillé) et à l'intérieur de l'intervalle de confiance à 95 % (traits pleins). L'item 1, «Faire du repassage», est significativement plus difficile pour les hommes que pour les femmes.

groupes est comparée à la figure 6.3. Les items les plus difficiles sont situés dans le coin supérieur droit. Les items perçus comme plus difficiles par les hommes que par les femmes sont situés au-dessus de la droite d'identité (trait pointillé), et *vice versa.* La plupart des items présentent une localisation invariante dans les deux sous-groupes car ils sont situés à l'intérieur de l'intervalle de confiance à 95%. Notons que l'item 1, «Faire du repassage», est significativement plus difficile pour les hommes que pour les femmes. Par conséquent, les autres items sont légèrement plus difficiles pour les femmes que pour les hommes pour compenser, car le FDI est relatif par nature. En effet, étant donné que les scores observés pour les items, dans l'ensemble, s'ajustent aux prescriptions du modèle, si un item est perçu comme plus difficile pour un sous-groupe, les autres items seront perçus comme relativement plus faciles.

Quelle que soit la méthodologie utilisée, l'analyse du FDI nécessite une taille d'échantillon suffisamment importante pour permettre une division de l'échantillon en sous-groupes. Linacre (1994) recommande une taille d'échantillon minimale de 30 à 50 sujets pour que la puissance statistique de l'analyse soit suffisante. Enfin, dans le cas où un FDI significatif est identifié pour certains items, il est possible d'en tenir compte dans la conversion des scores en mesures linéaires. Tennant et coll. (2004) proposent de diviser l'item qui présente un FDI significatif en autant d'items qu'il y a de sous-groupes. De cette manière, les scores ordinaux peuvent être convertis en mesures objectives exprimées sur une échelle linéaire en vue d'une interprétation quantitative.

6.5. L'analyse en composantes principales des résidus

L'analyse en composantes principales des résidus concerne l'unidimensionnalité de l'échelle de mesure. Lorsque les données s'ajustent aux prescriptions du modèle, la variance des données (c'est-à-dire la variation des scores observés) est principalement déterminée par la capacité des personnes et la difficulté des items. Les résidus représentent le reste de la variance des données observées qui n'est pas déterminée par la capacité des personnes et la difficulté des items. Dans le cas où les données s'ajustent aux prescripitions du modèle, la variance résiduelle représentent un faible pourcentage de la variance observée dans les données et les résidus se distribuent de façon aléatoire selon une distribution normale (Smith, 2002). De plus, les résidus ne devraient pas être corrélés entre eux. Une corrélation élevée des résidus entre plusieurs items (ou personnes) indique qu'ils (elles) ne sont pas localement indépendant(e)s, soit parce qu'ils (elles) partagent certaines caractéristiques communes, soit parce qu'ils (elles) sont caractérisé(e)s par une dimension autre que la variable d'intérêt (Linacre, 1998b et 2004).

L'analyse en composantes principales des résidus (ACPR) évalue les corrélations des résidus parmi les items (ou les personnes) afin d'identifier des sous-groupes d'items (ou de personnes) dont les résidus dépendent de facteurs communs. Elle permet de mettre en évidence une éventuelle structure non aléatoire dans les résidus. L'ACPR parmi les items permet d'identifier la présence de variables ou de dimensions secondaires dans le contenu des items. L'ACPR parmi les personnes permet d'identifier la présence de sous-groupes de personnes avec des biais de réponses similaires (par ex., le sexe, la langue maternelle, le niveau d'études). Les deux approches étant équivalentes, seules les ACPR parmi les items seront abordées.

L'objectif de l'ACPR est d'identifier la composante principale qui détermine le plus la variance résiduelle, sous l'hypothèse bien sûr qu'une telle composante existe. Si cette composante principale divise les items de façon significative, il y a une structure systématique à l'intérieur des données qui n'est pas déterminée par la variable d'intérêt. Considérons un test de capacité scolaire comprenant 10 items concernant les mathématiques (M_1 à M_{10}) et 10 items concernant la littérature française (L_1 à

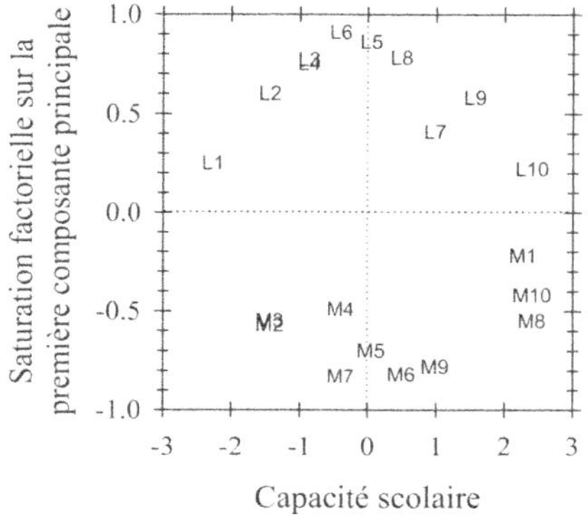

Figure 6.4 – Saturation factorielle des 10 items mathématiques (M_1 à M_{10}) et des 10 items littéraires (L_1 à L_{10}) d'un test de capacité scolaire sur la première composante principale résiduelle en fonction de la localisation des items sur l'échelle de mesure de la variable. Le items littéraires ont une saturation factorielle positive et les items mathématiques ont une saturation factorielle négative. Le type de l'item (mathématique ou littéraire) est donc associé à la variance résiduelle et interagit avec la capacité scolaire mesurée.

L_{10}). À partir de la matrice de réponses, la capacité scolaire de chaque personne (β_n) et la difficulté de chaque item (δ_i) peuvent être estimées. Les différences (β_n-δ_i) permettent ensuite de déterminer le score attendu de chaque personne à chaque item et les résidus standardisés. Il suffit ensuite d'appliquer une analyse en composantes principales sur les résidus standardisés. Les résidus standardisés sont utilisés car ils permettent un meilleur diagnostic de la multidimensionnalité que les autres types de résidus (Linacre, 1998b). L'analyse permet d'identifier une ou plusieurs composantes principales (orthogonales) qui déterminent le mieux la variance résiduelle. Les résultats de l'ACPR du test scolaire sont présentés à la figure 6.4. La saturation factorielle de chaque item sur la première composante principale est présentée en fonction de la localisation de l'item sur l'échelle de mesure de la variable. La saturation factorielle est différente pour les deux types d'items : les items littéraires présentent des saturations factorielles positives alors que les items mathématiques présentent des saturations factorielles négatives. Ce résultat indique que la réponse des étudiants est déterminée non seulement par leur capacité scolaire mais également par le type d'item, suggérant l'existence de deux dimensions sous-jacentes, à savoir la capacité littéraire et la capacité mathématique.

Notons que la multidimensionnalité constitue une entrave aux critères d'une mesure objective à partir du moment où les données représentent deux dimensions tellement distinctes qu'il n'est plus possible de savoir avec certitude quelle dimension latente est opérationnalisée par le modèle de Rasch ou lorsque les deux dimensions mènent à différentes interprétations des mesures (Smith, 2002). Par conséquent, une fois que les items contribuant à la multidimensionnalité ont été identifiés, l'impact de la multidimensionnalité sur la mesure des personnes doit être investigué, et ce afin de décider si la multidimensionnalité est suffisamment importante pour justifier la construction de mesures séparées (Linacre, 1998b et 1998c).

6.6. Exercices

1. Quel est le type de validité étudié dans chacune des situations suivantes :
a) Dans une académie de musique, les résultats obtenus par les élèves à l'examen d'histoire de la musique ne sont pas corrélés avec les résultats obtenus à leur examen d'instrument de musique.
b) Les mesures d'un questionnaire évaluant la capacité visuelle sont comparées avec les résultats obtenus le même jour à un test d'optométrie.
c) Les items d'un questionnaire mesurant le quotient intellectuel des enfants sont soumis à des psychologues afin de vérifier la pertinence de ces items.
d) Les items d'un questionnaire mesurant l'hygiène de vie sont soumis à une centaine de personnes prises aléatoirement afin de vérifier la pertinence de ces items.
e) La douleur est mesurée chez des patients douloureux chroniques en appliquant des stimulations thermiques d'intensité croissante au moyen d'un laser CO_2. En fin de séance, l'expérimentateur demande systématiquement aux patients comment les patients ont supporté les stimulations.
f) Les résultats des mêmes personnes à trois échelles mesurant la dépression, l'anxiété, et le stress sont comparés.

2. Les facteurs suivants peuvent introduire des erreurs de mesure : la motivation des sujets, les instructions de l'examinateur, les conditions physiques sous lesquelles le test est administré (bruit, température, luminosité...), la tricherie des sujets et les limites de temps. Parmi ces facteurs, lesquels peuvent introduire des erreurs de mesure systématiques (c'est-à-dire non aléatoires)?

3. Quel est l'index de séparation d'un échantillon de 100 personnes si le coefficient de fiabilité est égal à 0.96 et combien de «niveaux» de capacités statistiquement différentes sont-ils distingués dans l'échantillon?

4. Le tableau 6.2 présente successivement le score total, la mesure associée à chaque score total et l'erreur standard (SE) associée à l'estimation de chaque mesure d'un test mesurant la capacité locomotrice. Ce test est composé de 21 items polytomiques ayant les catégories suivantes : (0) «Impossible», (1) «Difficile» et (2) «Facile».

Score	Mesure (logits)	SE (logits)	Score	Mesure (logits)	SE (logits)
0	-6.92	1.88	22	0.18	0.42
1	-5.59	1.09	23	0.36	0.42
2	-4.72	0.81	24	0.53	0.42
3	-4.16	0.69	25	0.71	0.42
4	-3.73	0.62	26	0.90	0.43
5	-3.37	0.58	27	1.08	0.43
6	-3.06	0.54	28	1.27	0.43
7	-2.78	0.51	29	1.46	0.44
8	-2.53	0.49	30	1.65	0.45
9	-2.29	0.48	31	1.86	0.45
10	-2.07	0.47	32	2.07	0.47
11	-1.86	0.46	33	2.29	0.48
12	-1.65	0.45	34	2.53	0.49
13	-1.46	0.44	35	2.78	0.52
14	-1.26	0.44	36	3.06	0.54
15	-1.08	0.43	37	3.37	0.58
16	-0.89	0.43	38	3.73	0.62
17	-0.71	0.42	39	4.16	0.69
18	-0.53	0.42	40	4.72	0.81
19	-0.35	0.42	41	5.58	1.08
20	-0.18	0.42	42	6.90	1.87
21	0.00	0.42			

Tableau 6.2 – Scores totaux et mesures à un test de capacité locomotrice.

a) Quelle est la plus petite différence mesurable lorsque le score passe de 20 à 21 points et lorsque le score passe de 40 à 41 points? Comparez ces valeurs.
b) Quel est l'intervalle de confiance à 95% pour un score de 20 points et un score de 40 points?
c) Représentez graphiquement l'évolution du score total en fonction de la capacité locomotrice des personnes ainsi que l'intervalle de confiance à 95%.

d) Imaginez qu'une personne soit prise en charge dans un programme de réadaptation. Au moment de sa prise en charge, elle obtient un score de 15 points. Quel score la personne doit-elle obtenir à l'issue du traitement pour que sa capacité ait augmenté de manière statistiquement significative?
e) La plus petite différence mesurable est en moyenne égale à 0.19 logit dans la plage centrale de l'échelle de mesure (étendue : de -1.85 à 1.65 logit). Quelle est la résolution de l'échelle dans sa plage centrale? Pour répondre à cette question, basez-vous sur la probabilité de réussite de deux sujets distants de 0.19 logit (c'est-à-dire la valeur de la plus petite différence mesurable moyenne pour la plage centrale de l'échelle) à un item ayant une difficulté de 0 logit.

5. Supposez que vous soumettez 5 items (Item 1 : «Ouvrir un pot de confiture»; Item 2 : «S'essuyer les mains»; Item 3 : «Lacer des chaussures;» Item 4 : «Remplir un verre d'eau»; Item 5 : «S'essuyer le haut du corps») mesurant l'habileté manuelle à des enfants Infirmes Moteurs Cérébraux (46 filles et 67 garçons). Vous désirez tester le fonctionnement différentiel des items en fonction du sexe. Les résultats d'une ANOVA à deux facteurs sur les résidus standardisés sont présentés au tableau 6.3. De plus, la courbe caractéristique des items (CCI) ainsi que les scores moyens observés dans chaque sous-groupe pour 5 classes d'intervalle sont présentés à la figure 6.5. Quels sont les items présentant un FDI significatif? S'agit-il d'un FDI uniforme ou non uniforme?

Item	**CI** (valeur-p)	**Sexe** (valeur-p)	**CI*sexe** (valeur-p)
1. Ouvrir un pot de confiture	0.286	0.714	0.882
2. S'essuyer les mains	0.904	0.779	0.016
3. Lacer des chaussures	0.033	0.012	0.360
4. Remplir un verre d'eau	0.106	0.009	0.759
5. S'essuyer le haut du corps	0.236	0.493	0.935

CI = classe d'intervalle

Tableau 6.3 – ANOVA à deux facteurs sur le résidus standardisés (test FDI).

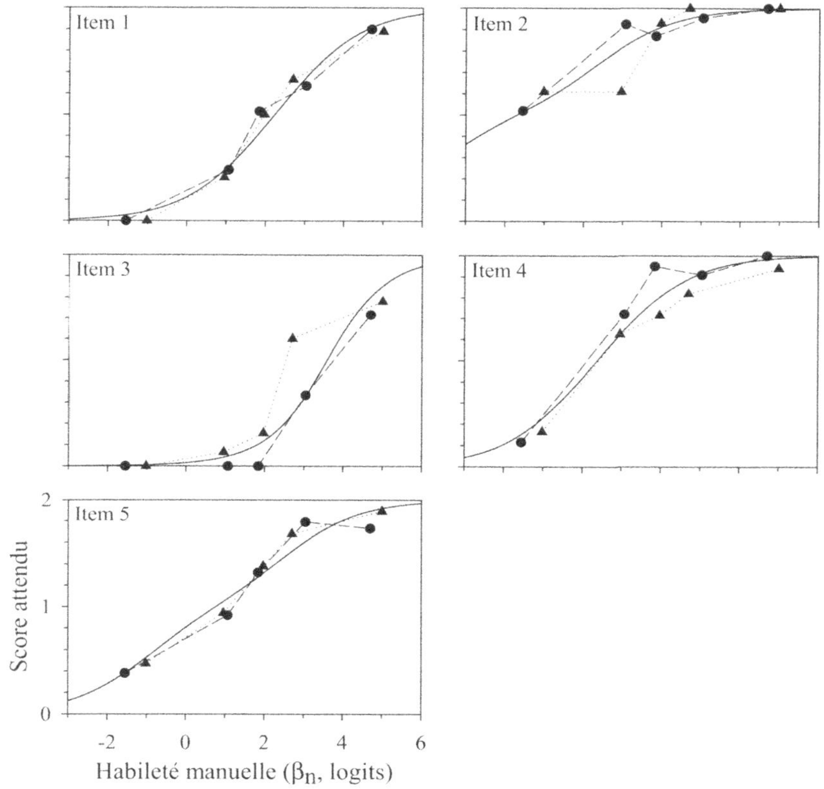

Figure 6.5 – Courbes caractéristiques de cinq items (Item 1: «Ouvrir un pot de confiture»; Item 2: «S'essuyer les mains»; Item 3: «Lacer des chaussures;» Item 4: «Remplir un verre d'eau»; Item 5: «S'essuyer le haut du corps») (trait plein) et scores moyens observés pour les garçons (cercles, trait discontinu) et pour les filles (triangles, trait pointillé) pour 5 classes d'intervalle en fonction de l'habileté manuelle.

6. Supposez que vous avez soumis 20 items (de a à t) mesurant l'habileté manuelle à des patients habitant en France et au Japon. Vous désirez vérifier par la méthode de Wright & Stone que les réponses aux 20 items ne sont pas biaisées par un facteur culturel. La figure 6.6 compare la localisation des 20 items du questionnaire estimée en abscisse par les patients japonais et en ordonnée par les patients français. Quels items présentent un fonctionnement différentiel?

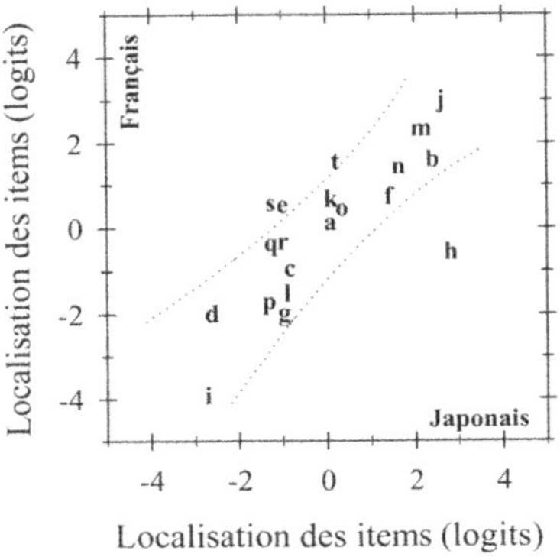

Figure 6.6 – Comparaison de la localisation des items estimée pour les Japonais (abscisse) et pour les Français (ordonnée) et intervalle de confiance à 95% (traits pleins). Les items sont identifiés par leur label (a à t).

Item	Localisation (logits)	Saturation factorielle
Escaliers	1.48	-0.41
Transfert baignoire/douche	1.12	-0.47
Marche	0.53	-0.33
Toilette	0.48	-0.41
Habillage (partie inférieure)	0.47	-0.61
Transfert WC	0.42	-0.73
Utilisation des toilettes	0.26	-0.53
Transfert lit/chaise/fauteuil roulant	0.19	-0.67
Habillage (partie supérieure)	0.04	-0.46
Résolution des problèmes	-0.09	0.89
Contrôle de la vessie	-0.13	-0.09
Mémoire	-0.23	0.83
Contrôle des selles	-0.27	-0.02
Soins de l'apparence	-0.45	-0.25
Interaction sociale	-0.68	0.60
Alimentation	-0.79	-0.17
Expression	-0.83	0.69
Compréhension	-0.91	0.76

Tableau 6.4 – Saturation factorielle des items sur la première composante principale résiduelle (test ACPR).

7. Supposez qu'un échantillon de patients hémiplégiques chroniques soit évalué à l'aide de la Mesure d'Indépendance Fonctionnelle (Guide for the Uniform Data Set for Medical Rehabilitation, 1997), un questionnaire de 18 items mesurant l'indépendance fonctionnelle. Une ACPR sur les résidus standardisés est réalisée afin de vérifier l'unidimensionnalité de l'échelle de mesure. La localisation et la saturation factorielle des items sur la première composante principale sont présentées au tableau 6.4 pour chaque item; les items ont été classés par ordre de difficulté décroissante. Représentez graphiquement la saturation factorielle des items en fonction de leur localisation. Quelle conclusion pouvez-vous tirer des résultats de l'ACPR en ce qui concerne la dimensionnalité des 18 items du questionnaire?

6.7. Solutions

1. a) validité de divergence; b) validité concomitante; c) validité de contenu; d) validité apparente; e) validité de conséquence; f) validité de convergence.

2. Les erreurs systématiques affectent les scores de tous les sujets de la même façon alors que les erreurs aléatoires affectent les scores de chaque sujet d'une façon différente. Les facteurs pouvant introduire des erreurs de mesure systématiques sont donc : les instructions de l'examinateur, les conditions physiques sous lesquelles le test est administré (bruit, température, luminosité...) et les limites de temps.

3. La relation entre le coefficient de fiabilité et l'index de séparation est décrite dans l'équation suivante :

$$G = \sqrt{\frac{R}{1 - R}} \Leftrightarrow R = \frac{G^2}{1 + G^2}$$

L'index de séparation des 100 personnes est donc égal à 4.90. Le nombre de «niveaux» de capacités qui peuvent être statistiquement distingués dans l'échantillon est égal à (4G+1)/3 = 6.87.

4. a) La plus petite différence mesurable est égale à 0.18 logit lorsque le score passe de 20 à 21 points et à 0.86 logit lorsque le score passe de 40 à 41 points. La plus petite différence mesurable est 4.78 fois plus grande à l'extrémité qu'au centre de la plage des mesures.
b) L'intervalle de confiance à 95% recouvre 2 erreurs standards de part et d'autre de la capacité estimée. Il est de 1.68 logit pour un score de 20 points et de 3.24 logits pour un score de 40 points. Il y a donc 95% de

probabilité pour que la capacité d'une personne ayant un score de 20 points soit située entre -1.02 et 0.66 logit et que la capacité d'une personne ayant un score de 40 points soit située entre 3.10 et 6.34 logits.
c)

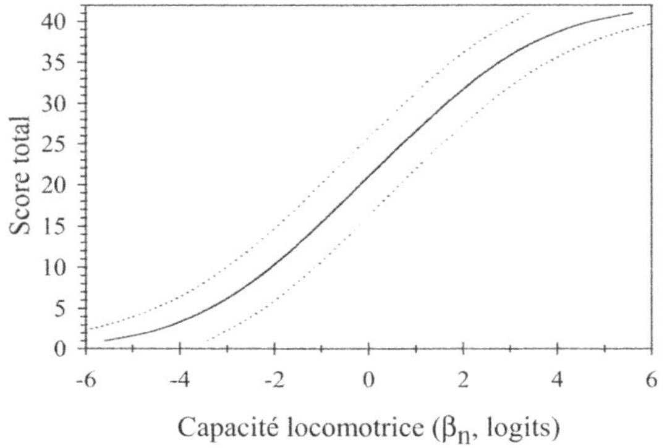

Figure 6.7 – Evolution du score total en fonction de la capacité locomotrice des personnes (trait plein) pour un test comprenant 21 items polytomiques ayant les catégories suivantes : (0) «Impossible», (1) «Difficile» et (2) «Facile». L'intervalle de confiance à 95% de la relation entre le score et la capacité locomotrice est également représenté (traits pointillés).

d) Pour que la progression de la personne soit statistiquement significative, il faut que les intervalles de confiance à 95% avant et après le traitement ne se chevauchent pas. Dès lors, il faut que la personne obtienne au moins un score de 25 points correspondant à une capacité estimée à 0.71 logit avec un intervalle de confiance à 95% de 1.68 logit. Il y aura donc 95% de probabilité pour que la capacité de la personne soit située entre -0.13 et 1.55 logit, et cet intervalle ne chevauche pas l'intervalle de confiance lors de la prise en charge (intervalle de 1.72 logit, entre -1.94 et -0.22 logit).

e) Soit β_1-β_2 = 0.19 logit; β_1 = 0 logit, β_2 = -0.19 logit; δ_i = 0 logit

$$P_{1i1} = \frac{\exp(\beta_1 - \delta_i)}{1+\exp(\beta_1 - \delta_i)} = \frac{\exp(0)}{1+\exp(0)} = 0.50$$

$$P_{2i1} = \frac{\exp(\beta_2 - \delta_i)}{1+\exp(\beta_2 - \delta_i)} = \frac{\exp(-0.19)}{1+\exp(-0.19)} = 0.45$$

Où β_1 est la capacité du premier sujet, β_2 est la capacité du deuxième sujet, δ_i est la difficulté du ième item, P_{1i1} est la probabilité que le premier sujet réussisse le ième item et P_{2i1} est la probabilité que le deuxième sujet réussisse le ième item.
La résolution de l'échelle est suffisante dans la plage centrale pour différencier la capacité de deux sujets si le premier a une probabilité de 50% de réussir un item donné et l'autre 45%. Cette résolution diminue bien sûr au fur et à mesure que nous nous éloignons de la plage centrale des scores.

5. L'item 1 «Ouvrir un pot de confiture» et l'item 5 «S'essuyer le haut du corps» ne présentent pas de FDI significatif. L'item 3 «Lacer des chaussures» et l'item 4 «Remplir un verre d'eau» présentent un FDI uniforme. L'item 2 «S'essuyer les mains» présente un FDI non uniforme.

6. La plupart des items du questionnaire présentent une localisation invariante dans les deux sous-groupes (Français *vs* Japonais) car ils sont situés à l'intérieur de l'intervalle de confiance à 95%. Cependant, l'item h est significativement plus difficile pour les patients japonais que pour les patients français. Les items e, s et t semblent quant à eux être plus difficile pour les patients français. Notons cependant que le FDI est relatif par nature. Par conséquent, les items e, s et t peuvent être légèrement mais significativement plus faciles pour les patients japonais que pour les patients français afin de compenser l'item h qui est nettement plus difficile pour les patients japonais.

7. La figure 6.8 représente la saturation factorielle des 18 items sur la première composante principale en fonction de leur localisation sur l'échelle de mesure de l'indépendance fonctionnelle.

L'ACPR met en opposition 5 items cognitifs (compréhension, expression, interaction sociale, résolution des problèmes et mémoire) et 13 items moteurs (alimentation, soins de l'apparence, toilette, habillage partie supérieure, habillage partie inférieure, utilisation des toilettes, contrôle de la vessie, contrôle des selles, transfert lit/chaise/fauteuil roulant, transfert WC, transfert baignoire/douche, marche et escaliers). En effet, les items cognitifs présentent des saturations factorielles positives alors que les items moteurs présentent des saturations factorielles négatives. Les résultats de l'ACPR indiquent que la réponse est déterminée non seulement par leur niveau d'indépendance fonctionnelle mais également par le type d'items, suggérant l'existence de deux dimensions sous-jacentes, à savoir l'indépendance fonctionnelle cognitive et l'indépendance fonctionnelle motrice.

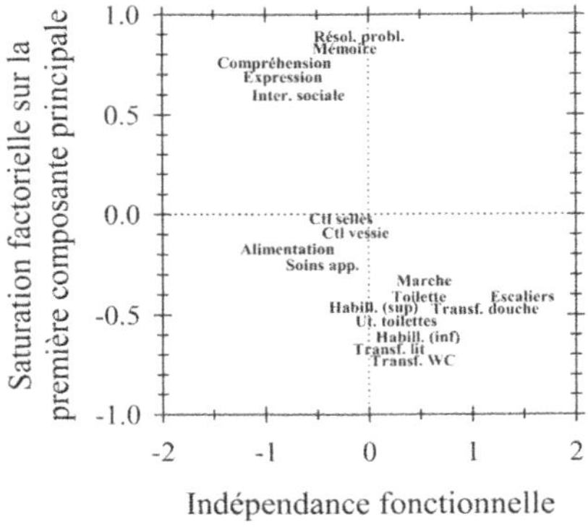

Figure 6.8 – Saturation factorielle de la première composante principale des 18 items de la Mesure d'Indépendance Fonctionnelle obtenue par l'ACPR sur les résidus standardisés en fonction de la localisation des items sur l'échelle de mesure de la variable. Le items cognitifs ont une saturation factorielle positive et les items moteurs ont une saturation factorielle négative, indiquant que le type d'item contribue à la détermination de la variance résiduelle et interagit donc avec l'indépendance fonctionnelle mesurée.

Chapitre 7
Le développement d'une échelle d'habileté manuelle à l'aide du modèle de Rasch

Le chapitre 7 présente un exemple concret du développement d'une échelle de mesure à l'aide du modèle de Rasch. Ce chapitre illustre les concepts théoriques exposés dans les chapitres précédents à travers l'exemple d'ABILHAND, une échelle mesurant l'habileté manuelle chez les adultes hémiplégiques chroniques (Penta et coll., 2001).

7.1. La conception et le développement de l'échelle

7.1.1. L'identification de la variable et la sélection des items

Le développement d'une échelle de mesure commence par l'identification et la définition de la variable que nous souhaitons mesurer. Dans notre exemple, il s'agit de l'habileté manuelle. Celle-ci a été définie comme «la capacité d'une personne à réaliser les activités de la vie journalière nécessitant l'utilisation des membres supérieurs, quelle que soit la stratégie utilisée» (Penta et coll., 2001). L'habileté manuelle est influencée par les fonctions sensori-motrices des membres supérieurs telles que la force de préhension, la dextérité ou la sensibilité tactile. Toutefois, l'habileté manuelle concerne la réalisation d'activités manuelles et fait également intervenir des facteurs personnels tels que la volonté de la personne ou sa capacité à développer des stratégies alternatives lorsque les fonctions sensori-motrices sont atteintes (comme à la suite d'un accident vasculaire cérébral), ainsi que des facteurs environnementaux tels que l'utilisation d'aides techniques (World Health Organization, 2001). L'habileté manuelle appartient donc au domaine des variables latentes car elle est cachée au sein de la personne comme l'intelligence, l'anxiété ou l'altruisme. Cette variable ne peut pas être observée de manière directe, cependant, elle peut être inférée à partir de la «performance» d'une personne face à différentes activités manuelles. Ces activités sont appelées les items du test. La sélection des items est une étape essentielle dans le développement d'une échelle de mesure.

Un inventaire de 104 items a été dressé à partir d'une revue de la littérature des échelles existantes (Carroll, 1965; Jebsen et coll., 1969; Potvin et coll., 1972; De Souza et coll., 1980; Lyle, 1981; Wilson et coll., 1984; Heller et coll., 1987; Lindmark et coll., 1990; Desrosiers et coll., 1995) et d'interviews auprès de patients présentant des déficiences des membres supérieurs. Cette liste inclut des activités nécessitant l'utilisation des membres supérieurs dans des domaines tels que l'alimentation, les soins de l'apparence, l'hygiène, l'habillage, le contrôle sphinctérien, la communication, les transferts, la préparation des repas et les tâches ménagères.

Les 104 items ont ensuite été soumis à des experts en matière d'évaluation du membre supérieur et/ou en réadaptation de patients hémiplégiques. Les experts devaient juger la pertinence des activités pour des adultes hémiplégiques chroniques, d'après la méthodologie présentée par Thurstone (Thurstone, 1959). Quarante-huit items ont été éliminés car la majorité des experts les considéraient comme non pertinents pour l'évaluation de l'habileté manuelle des adultes hémiplégiques chroniques.

Exemple : Les items «Entrer dans la baignoire pour prendre un bain» et «Sortir de la baignoire après un bain» ont été supprimés car ils concernaient principalement l'équilibre sur un pied et ne nécessitaient l'intervention des membres supérieurs qu'accessoirement.

Les experts ont retenu 56 items qui constituent un inventaire d'activités pertinentes pour l'adulte hémiplégique.

7.1.2. L'observation des personnes

Afin de soumettre ces items aux patients, nous avons dû choisir un critère d'évaluation de la performance d'un patient par rapport à chacune des activités. Différents types de critères ont été envisagés tels que l'observation qualitative de la réalisation de chaque activité, le chronométrage de chaque activité, une évaluation de l'aide nécessaire pour réaliser chaque activité ou l'estimation de la difficulté perçue par le patient lors de la réalisation de chaque activité (Ziebland et coll., 1993; Tesio, 1997). Chaque critère d'observation met en évidence un aspect particulier de la capacité manuelle et en néglige d'autres (Ziebland et coll., 1993).

Dans notre cas, nous avons choisi d'utiliser l'estimation de la difficulté perçue par le patient lors de la réalisation des activités manuelles car cette méthode d'observation (1) permet d'évaluer un plus grand nombre d'activités en un temps donné, (2) concerne le contexte de vie réel du patient, (3) fournit une perception moyenne à travers le temps et a par conséquent plus de chances de représenter l'impact total de l'incapacité du patient dans sa vie quotidienne (Lusardi & Smith, 1997). Cependant, ce mode d'observation est susceptible d'être biaisé en fonction de la motivation des patients, et plus particulièrement en présence de troubles cognitifs. Il n'en reste pas moins qu'il permet une évaluation aussi réaliste que possible car il adresse les activités manuelles de la vie quotidienne telles qu'elles sont réalisées dans l'environnement propre à chaque patient.

7.1.3. L'évaluation de la variable

Le questionnaire soumis à notre échantillon est présenté au tableau 7.1. Les évaluations sont réalisées sous forme d'interviews. Les patients doivent estimer la difficulté qu'ils perçoivent lorsqu'ils réalisent chaque activité, et doivent donner leur réponse sur une échelle polytomique à 4 catégories de réponse : «Impossible» (0), «Très difficile» (1), «Difficile» (2) et «Facile» (3). Les activités non réalisées dans les trois mois précédant l'évaluation sont encodées comme des valeurs manquantes (?). Cependant, si l'activité n'est pas réalisée parce qu'elle est impossible, la réponse est encodée comme «Impossible».

7.2. Le protocole d'évaluation des patients

7.2.1. Les critères de sélection de l'échantillon

Il est souvent utile de fixer des critères de sélection des sujets. Dans notre cas, nous voulons mettre au point une échelle mesurant la capacité des adultes hémiplégiques à réaliser des activités de la vie journalière en utilisant leurs membres supérieurs, quelles que soient les stratégies utilisées. Par conséquent, seuls les patients qui ont eu l'occasion d'effectuer la majorité des activités du questionnaire dans leur environnement domestique ont été sélectionnés. Les patients devaient satisfaire les critères suivants : (1) avoir une hémiplégie/parésie consécutive à un accident vasculaire cérébral (World Health Organization, 1973) ayant eu lieu au minimum depuis 6 mois, (2) vivre à domicile et avoir une indépendance minimale dans leur environnement domestique (score $\geq$ 5/7 aux items «Transfert WC» et «Locomotion» de la Mesure d'Indépendance Fonctionnelle©; Guide for the Uniform Data Set for Medical Rehabilitation,

ABILHAND

	Quelle est la **DIFFICULTE** des activités suivantes?	**Impossible**	**Très difficile**	**Difficile**	**Facile**	**?**
1.	Tourner les pages d'un livre					
2.	Fermer la tirette d'un pantalon					
3.	Eplucher des oignons					
4.	Tailler un crayon					
5.	Utiliser une cuillère					
6.	Utiliser un tournevis					
7.	Prendre une canette					
8.	Décapsuler une bouteille					
9.	Se limer les ongles					
10.	Prendre une pièce de monnaie sur une table					
11.	Fermer une porte					
12.	Se laver la figure					
13.	Peler des pommes de terre avec un couteau					
14.	Fermer un robinet					
15.	Boutonner un pantalon					
16.	Utiliser un téléphone à touches					
17.	Ouvrir un bocal					
18.	Se couper les ongles					
19.	Allumer une radio					
20.	Ouvrir un paquet de chips					
21.	Allumer une lampe					
22.	Se peigner les cheveux					
23.	Ouvrir une tablette de chocolat					
24.	Enfoncer un clou avec un marteau					
25.	Remplacer une ampoule					
26.	Introduire une disquette dans un lecteur					
27.	Préparer de la pâte à crêpes					
28.	Tartiner une tranche de pain avec du beurre					

ABILHAND

	Quelle est la **DIFFICULTE** des activités suivantes?	Impossible	Très difficile	Difficile	Facile	?
29.	Compter des billets de banque					
30.	Se laver les mains					
31.	Utiliser une agrafeuse					
32.	Remonter le ressort de la montre					
33.	Tourner une clé dans une serrure					
34.	Allumer une télévision					
35.	Se brosser les cheveux					
36.	Dessiner					
37.	Sonner à une porte					
38.	Déposer un verre d'eau sur une table					
39.	Boire un verre d'eau					
40.	Boutonner une chemise					
41.	Enfiler une aiguille					
42.	Couper de la viande					
43.	Manger un sandwich					
44.	Utiliser un stylo à 4 couleurs d'une seule main					
45.	Se moucher					
46.	Emballer des cadeaux					
47.	Fermer la tirette d'une veste					
48.	Fermer une pression (veste, sac, ...)					
49.	Ecrire une phrase					
50.	Casser des noisettes					
51.	Serrer un boulon					
52.	Ouvrir du courrier					
53.	Taper à la machine					
54.	Etaler le dentifrice					
55.	Prendre de la monnaie dans la poche					
56.	Se brosser les dents					

Tableau 7.1 – Le questionnaire ABILHAND.

1997). De plus, seuls les patients capables de rapporter la difficulté perçue dans la réalisation des activités du questionnaire ont été retenus étant donné la méthode d'observation utilisée. Par conséquent, les patients ne devaient pas présenter de déficit cognitif majeur (avoir un score ≥ 24/30 au Mini-Mental State Examination; Folstein et coll., 1975) et ne devaient pas montrer des signes d'aphasie majeure (avoir 6/6 au Breviario di patologia della communicazione test; Schindler, 1998). Dans notre étude, nous avons recruté 103 adultes hémiplégiques chroniques qui satisfaisaient tous les critères de sélection.

7.2.2. Les procédures d'évaluation

L'habileté manuelle a été mesurée à l'aide du questionnaire comprenant les 56 activités sélectionnées à partir des avis des experts. Ce questionnaire a été soumis à 103 adultes hémiplégiques chroniques en Belgique et en Italie. Les caractéristiques démographiques et cliniques ainsi que les déficiences des membres supérieurs des patients ont également été évaluées. L'ensemble de l'évaluation durait entre 60 et 90 minutes et était effectué soit dans un laboratoire clinique soit à domicile.

Les territoires de la lésion cérébrale ont été déterminés à partir des dossiers des patients et des imageries médicales (lorsque ces dernières étaient disponibles) d'après la classification de Damasio (1983). Les infarctus de l'artère cérébrale moyenne ont ensuite été répertoriés d'après la classification de Moulin et coll. (1996). Nous avons également enregistré le délai depuis l'accident vasculaire cérébral (AVC), la latéralité des patients avant leur AVC (Oldfield, 1971), et le suivi kinésithérapeutique. De plus, le niveau de dépression a été mesuré avec la *Geriatric Depression Scale* (*GDS*; Brink et coll., 1982). Les patients sont d'autant plus dépressifs que le score au *GDS* est élevé. Un score de 10 au *GDS* est considéré comme la limite supérieure de la normalité (Brink et coll., 1982). Le tableau 7.2 présente les caractéristiques démographiques et cliniques de l'échantillon.

Une évaluation des déficiences des membres supérieurs a également été effectuée afin d'investiguer la validité conceptuelle du questionnaire ABILHAND. La motricité du membre supérieur atteint a été évaluée à l'aide du bilan moteur du membre supérieur de Brunnström (Sultana, 1994). La force de préhension a été mesurée sur chaque main à l'aide du dynamomètre Jamar (Therapetic Equipment Corporation, Clifton, New Jersey, USA) selon la procédure décrite par Mathiowetz et coll. (1984). La dextérité manuelle de chaque membre supérieur a été évaluée à l'aide du test *Box and Block* (Mathiowetz et coll., 1985a). Enfin, la sensibilité

Description de l'échantillon (n = 103)	
Pays	
Belgique	74
Italie	29
Sexe	
Homme	64
Femme	39
Age* (années)	63 (24-84)
Latéralité avant l'AVC	
Droite	96
Gauche	7
Délai depuis l'AVC* (mois)	38 (6-253)
Territoire de la lésion cérébrale	
Artère cérébrale antérieure	2
Artère cérébrale moyenne	61
Artère cérébrale postérieure	5
Tronc cérébral	12
Récurrent ou combiné	5
Côté de l'AVC	
Hémisphère droit	48
Hémisphère gauche	55
Dépression*	11 (0-30)
Kinésithérapie	
En cours	49
Finie depuis* (mois)	22.4 (1-180)

* Moyenne (minimum-maximum)

Tableau 7.2 – Description de l'échantillon d'adultes hémiplégiques chroniques.

tactile a été mesurée sur la pulpe de l'index par les monofilaments de Semmes-Weinstein selon la procédure décrite par Bell-Krotoski (1990). La force de préhension, la dextérité manuelle et la sensibilité tactile ont été transformées en z-scores en utilisant des données normatives disponibles dans la littérature (Mathiowetz et coll., 1985a et 1985b) ou établies dans notre laboratoire (pour la sensibilité tactile). Cette procédure permet de normaliser les performances en fonction de l'âge, du sexe et de la latéralité et d'exprimer les résultats des tests sur une échelle commune. Plus le z-score est élevé et plus la performance du patient est élevée; une valeur comprise entre -2 et +2 est considérée comme normale.

7.3. L'analyse préliminaire des réponses

7.3.1. Le choix d'un modèle d'analyse des réponses

Les réponses polytomiques des patients au questionnaire ABILHAND peuvent être modélisées de deux façons, d'après un modèle *rating scale* ou *partial credit*. L'évolution du score le plus probable d'un patient à 3 items en fonction de l'habileté manuelle du patient est présentée à la figure 7.1. Les items sont triés, de haut en bas, par ordre de difficulté décroissante. Le score le plus probable à chaque item augmente en fonction de l'habileté manuelle du patient. Cependant, dans le cas du modèle *partial credit*, la progression n'est pas uniforme à travers les 3 items. Dans le développement du questionnaire ABILHAND, le modèle *rating*

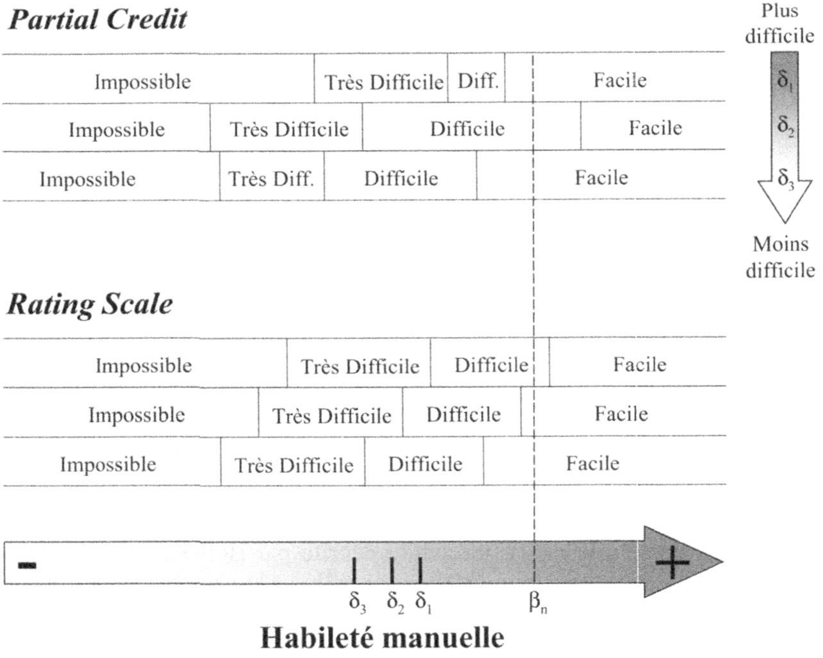

Figure 7.1 – Évolution du score attendu en fonction de l'habileté manuelle pour trois items classés de haut en bas par ordre de difficulté (δ_1, δ_2, δ_3) d'après les modèle *partial credit* et le modèle *rating scale*. Dans le modèle *rating scale*, une personne ayant une habileté donnée (β_n, trait discontinu) a un score attendu décroissant en fonction de la difficulté de l'item. Dans le modèle *partial credit*, un item plus difficile peut être perçu comme «Facile» et un item plus facile peut être perçu comme «Difficile» car la localisation des seuils centralisés peut varier d'un item à l'autre.

scale a été préféré au modèle *partial credit* car il facilite l'interprétation clinique des scores. En effet, dans le modèle *partial credit*, les seuils centralisés qui séparent les scores successifs peuvent varier d'un item à l'autre. Dès lors, l'interprétation peut être paradoxale. Considérons un sujet n dont l'habileté manuelle (β_n) est représentée à la figure 7.1. Dans le modèle *partial credit*, le premier item (item le plus difficile) est estimé comme étant «Facile» alors que le deuxième item, moins difficile que le premier, est estimé comme étant «Difficile». Ce paradoxe résulte d'une différence de discrimination de la catégorie «Difficile» entre les deux items. Afin d'éviter ce paradoxe, nous avons utilisé un modèle *rating scale* qui force une discrimination identique pour tous les items. Les articles de Wright (1999b) et Linacre (2000b) pourront aider le concepteur dans le choix du type de modélisation.

7.3.2. L'analyse des réponses manquantes

Les 56 items du questionnaire ont été soumis à 103 adultes hémiplégiques chroniques. Rappelons que les activités sont encodées comme des valeurs manquantes lorsqu'elles ne sont pas réalisées dans les trois mois précédant l'évaluation. Une proportion élevée de réponses manquantes à un item indique que cet item n'est pas habituellement réalisé par les adultes hémiplégiques chroniques et n'est donc pas pertinent pour l'échantillon visé. Les items «Taper à la machine», «Compter des billets de banque» et «Préparer de la pâte à crêpes» présentaient plus de 50% de réponses manquantes et ont donc été éliminés.

7.3.3. La vérification de l'ordre des catégories

Nous avons demandé aux patients d'estimer la difficulté qu'ils éprouvaient lors de la réalisation des activités sur une échelle à 4 catégories : «Impossible» (0), «Très difficile» (1), «Difficile» (2) et «Facile» (3). Cette échelle de réponses présente un ordre postulé *a priori*. Cependant, nous n'avons aucune garantie que l'ordre postulé est vérifié dans la réponse des patients. Par conséquent, la première étape de l'analyse consiste à vérifier si l'ordre des catégories postulé *a priori* est bien vérifié dans les données observées.

Le tableau 7.3 (panneau du haut) présente les caractéristiques de l'échelle de réponses originale à 4 catégories, telle qu'elle a été utilisée par les patients. Pour chaque catégorie de réponse, le tableau présente la différence moyenne (β_n-δ_i) pour la réponse de chaque patient à chaque item, la localisation des seuils, le pourcentage des réponses pour lesquelles la catégorie de réponse attendue est observée ($X_{att} \rightarrow X_{obs}$) et le pourcentage des réponses pour lesquelles la réponse observée est la catégorie de réponse attendue ($X_{obs} \rightarrow X_{att}$). La localisation moyenne des personnes présente une progression monotone d'une catégorie de réponse à l'autre, indiquant que l'habileté des patients suit l'ordre postulé *a priori* pour l'échelle de réponses. Cependant, les seuils ne sont pas ordonnés : le premier seuil a une localisation plus élevée (0.10 logit) que le deuxième seuil (-0.65 logit), indiquant qu'un patient hésitant entre la réponse «Impossible» et «Très difficile» a une habilité plus grande, en moyenne, qu'un patient hésitant entre «Très difficile» et «Difficile». Les 4 catégories de réponse ne vérifient donc pas l'ordre postulé *a priori*. De plus, les indices de cohérence des réponses observées par rapport aux réponses attendues indiquent que seulement 24% des personnes ayant une localisation qui justifie une réponse «Très difficile» l'ont choisie effectivement, et que seulement 26% des personnes qui ont choisi la catégorie 0 («Impossible») ont une localisation correspondante.

Les Courbes de Probabilité des Catégories (CPC) présentées à la figure 7.2 confirment cette observation. En effet, la réponse «Très difficile» n'est pas utilisée comme les autres catégories car cette réponse n'est jamais la plus probable quelle que soit la localisation de la personne par rapport à l'item. On dit dans ce cas que la catégorie «Très difficile» n'émerge pas; elle doit être regroupée avec l'une des deux

Echelle à 4 catégories				
Catégorie	**(β_n - δ_i) moyenne (logits)**	**Localisation des seuils (logits)**	**$X_{att} \rightarrow X_{obs}$ (%)**	**$X_{obs} \rightarrow X_{att}$ (%)**
0	-0.58	/	85	26
1	0.10	0.10	24	43
2	1.08	-0.65	40	43
3	2.97	0.55	87	87

Echelle à 3 catégories					
Catégorie	**Catégorie d'origine**	**(β_n - δ_i) moyenne (logits)**	**Localisation des seuils (logits)**	**$X_{att} \rightarrow X_{obs}$ (%)**	**$X_{obs} \rightarrow X_{att}$ (%)**
0	0	-0.76	/	74	30
1	1 et 2	0.98	-1.02	52	59
2	3	3.59	1.02	87	89

Tableau 7.3 – Caractéristiques de l'échelle de réponses originale et de l'échelle de réponses analysée.

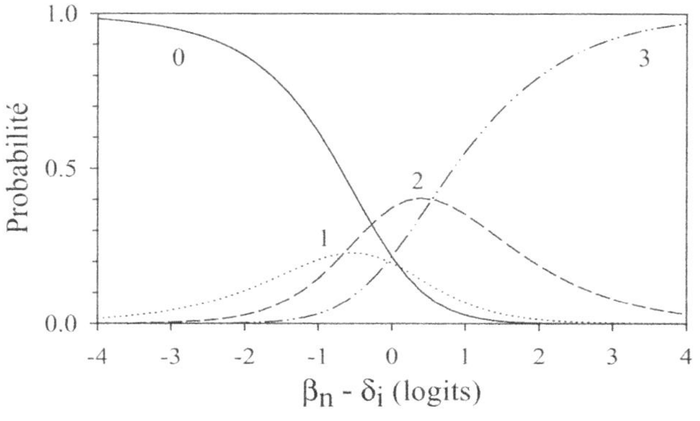

Figure 7.2 – Courbes de Probabilité des Catégories (CPC) pour l'échelle de réponses originale à 4 catégories. Le seuil qui sépare les catégories «Impossible» (0) et «Très difficile» (1) précède celui qui sépare les catégories «Très difficile» (1) et «Difficile» (2). La probabilité d'observer une réponse dans la catégorie «Très difficile» (1) est inférieure à la probabilité d'observer une réponse dans toute autre catégorie quelle que soit la localisation du patient par rapport à l'item, indiquant que l'ordre des 4 catégories postulé *a priori* n'est pas vérifié.

catégories adjacentes. Nous avons regroupé cette catégorie avec la catégorie «Difficile» car cela avait plus de sens par rapport à la perception rapportée par les patients au cours de l'évaluation. Une activité est donc perçue comme soit impossible, soit difficile (peu importe le degré de difficulté), soit facile à réaliser. Les caractéristiques de cette nouvelle échelle à 3 catégories sont présentées au tableau 7.3 (panneau du bas). La localisation des seuils suit une progression monotone et l'ordre postulé *a priori* est donc maintenant vérifié.

7.3.4. La vérification du ciblage du test par rapport aux patients

Le ciblage du test peut être illustré en comparant la distribution de la localisation des patients avec la distribution de la localisation des seuils des items sur l'échelle de mesure de la variable (figure 7.3). La difficulté moyenne des items est fixée par convention à 0 logit. Nous voyons très clairement que la distribution des patients est décalée vers la droite par rapport à la distribution des seuils. En effet, 97% des patients ont une habileté supérieure à la difficulté moyenne des items indiquant que le test est globalement trop facile pour l'échantillon de patients. De plus, 7 patients répondent «Facile» à tous les items et présentent un score extrême maximal.

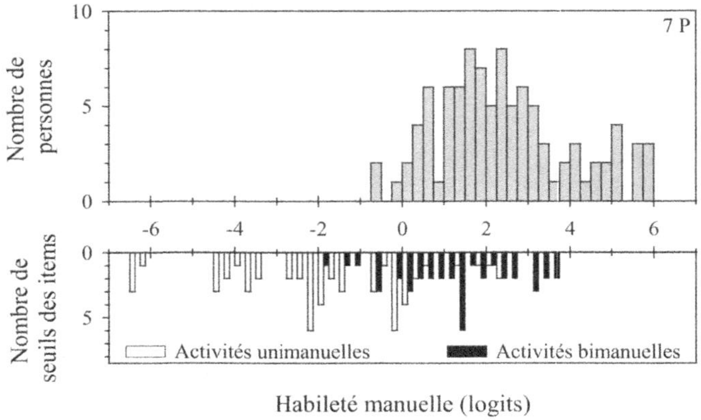

Figure 7.3 – Distributions des mesures des personnes (panneau du haut) et des seuils des items (panneau du bas) unimanuels (en blanc) et bimanuels (en noir) en fonction de leur localisation sur l'échelle de mesure de l'habileté manuelle. La localisation des items bimanuels est ciblée par rapport à la localisation de l'échantillon de patients alors que la majorité des items unimanuels sont trop faciles pour notre échantillon. Sept personnes (7 P) présentent un score extrême maximal.

Examinons plus en détails la distribution des seuils des items. Les items peuvent être divisés en deux groupes : les activités habituellement effectuées à une main (30 items unimanuels) et les activités habituellement effectuées à deux mains (23 items bimanuels). La figure 7.3 montre que les activités unimanuelles présentent en général des seuils négatifs tandis que les activités bimanuelles présentent des seuils généralement positifs. Les activités unimanuelles sont donc plus faciles à réaliser que les activités bimanuelles pour notre échantillon d'adultes hémiplégiques chroniques. Elles sont tellement faciles que la plupart des patients obtiennent un score maximal à ces activités, alors que la réponse des patients aux activités bimanelles varie en fonction de leur habileté. En conséquence, la difficulté des activités bimanuelles est mieux ciblée par rapport à l'habileté des adultes hémiplégiques chroniques de notre échantillon que la difficulté des activités unimanuelles.

7.3.5. L'analyse en composantes principales des résidus

L'analyse en composantes principales des résidus (ACPR) a été utilisée pour vérifier si le degré d'implication des deux mains dans la réalisation des activités introduit un biais systématique dans la réponse des patients aux différents items.

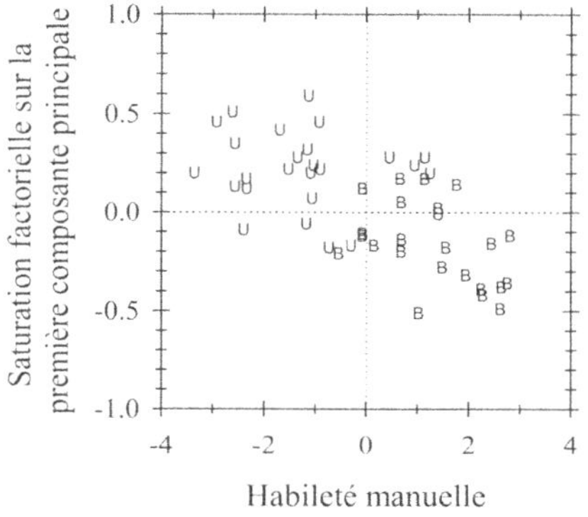

Figure 7.4 – Saturation factorielle sur la première composante principale des items unimanuels (U) et bimanuels (B) obtenue par l'ACPR sur les résidus standardisés en fonction de la localisation des items sur l'échelle de mesure de la variable. Plus la localisation de l'item est élevée et plus la saturation factorielle de la première composante principale est faible. Les items unimanuels tendent à avoir une saturation factorielle positive alors que les items bimanuels tendent à avoir une saturation factorielle négative.

Le premier facteur, c'est-à-dire la première composante principale résiduelle, détermine 8% de la variance résiduelle; les facteurs consécutifs ont une moindre importance et sont donc négligés. La saturation factorielle de chaque item sur la première composante principale résiduelle est présentée en fonction de la localisation de l'item sur l'échelle de mesure de la variable à la figure 7.4. Plus la difficulté d'un item est élevée et plus il est situé vers la droite. Plus la saturation factorielle d'un item sur la première composante principale résiduelle est élevée, plus il est situé vers le haut. La majorité des activités unimanuelles (U), items faciles, sont localisées dans le cadran supérieur gauche tandis que la plupart des activités bimanuelles (B), items plus difficiles, sont localisées dans le cadran inférieur droit. La majorité des items bimanuels (74%) présentent des valeurs négatives alors que la majorité des items unimanuels (83%) présentent des valeurs positives. La première composante principale résiduelle divise les items en fonction du degré d'implication des mains nécessaire à la réalisation des activités. Un biais systématique est donc observé dans la réponse des patients en fonction de l'implication des mains dans la réalisation des activités. Par conséquent, les 30 items unimanuels ont été éliminés afin de supprimer le biais systématique et en vue d'améliorer le ciblage des items par rapport aux patients comme nous l'avons illustré précédemment.

7.4. L'échelle d'habileté manuelle pour adultes hémiplégiques chroniques

L'analyse préliminaire des réponses nous a permis d'affiner les propriétés métriques de l'échelle de mesure de l'habileté manuelle pour la population de patients hémiplégiques chroniques. À partir de la liste originale des 56 items, 3 items ont été éliminés car ils présentaient plus de 50% de réponses manquantes et les 30 items unimanuels ont été éliminés car ils n'étaient pas ciblés par rapport à notre échantillon de patients hémiplégiques chroniques et présentaient un biais systématique dans leurs réponses. L'échelle finale est composée de 23 items bimanuels analysés d'après le modèle *rating scale*.

7.4.1. L'ordre des catégories de réponse

Les caractéristiques de l'échelle de réponses aux 23 items bimanuels sont présentées au tableau 7.4. Après avoir regroupé les deux catégories des réponses intermédiaires, pour des raisons que nous avons exposées auparavant, il apparaît que l'ordre des catégories postulé *a priori* est bien vérifié pour la réponse des patients aux items bimanuels. En effet, la localisation moyenne des patients par rapport aux items (β_n-δ_i) ainsi que la localisation des seuils augmentent de façon monotone d'une catégorie à l'autre. De plus, la cohérence des réponses observées par rapport aux réponses attendues est également suffisante d'après les critères proposés par Linacre (indices de cohérence ≥ 48%) (Linacre, 2002b).

Les Courbes de Probabilité des Catégories (CPC) présentées à la figure 7.5 montrent que les trois catégories de réponse émergent et permettent de discriminer les patients en fonction de leur habileté manuelle. Plus l'habileté manuelle d'un patient est grande et plus la probabilité d'observer un score élevé est grande. Chaque catégorie de

Echelle à 3 catégories					
Catégorie	**Catégorie d'origine**	**(β_n - δ_i) moyenne (logits)**	**Localisation des seuils (logits)**	**$X_{att} \rightarrow X_{obs}$ (%)**	**$X_{obs} \rightarrow X_{att}$ (%)**
0	0	-1.35	/	77	48
1	1 et 2	0.60	-1.27	57	68
2	3	2.80	1.27	80	78

Tableau 7.4 – Caractéristiques de l'échelle de réponses des 23 items bimanuels d'ABIL-HAND.

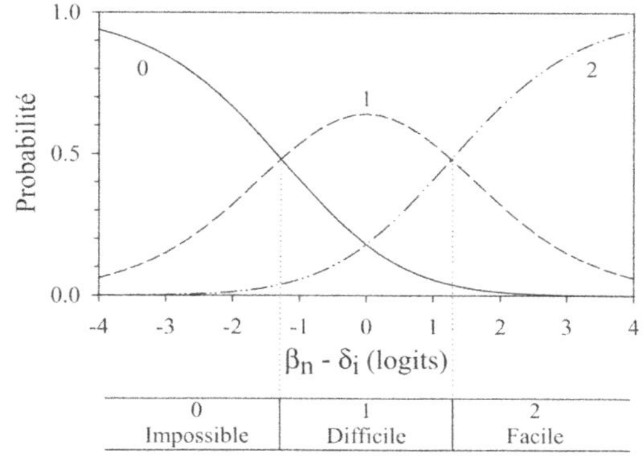

Figure 7.5 – Courbes de Probabilité des Catégories (CPC) pour l'échelle de réponses à 3 catégories analysée sur les 23 items bimanuels d'ABILHAND (panneau du haut). Lorsque la localisation du patient augmente par rapport à la localisation de l'item, chaque catégorie de réponse est tour à tour la plus probable, indiquant que l'ordre des catégories de réponses postulé *a priori* est vérifié dans la réponse des patients. Les seuils (traits pointillés verticaux) délimitent les régions du continuum dans lesquelles chacune des trois catégories de réponse est la plus probable (panneau du bas).

réponse est tour à tour la plus probable, indiquant que la perception rapportée par les patients est suffisamment fine pour discriminer 3 niveaux de difficulté et vérifier l'ordre postulé *a priori*. Les CPC permettent de visualiser la localisation des seuils centralisés (exprimés par rapport à la localisation de l'item) qui délimitent les trois régions du continuum où chacune des catégories de réponse est, tour à tour, la plus probable. Le panneau inférieur de la figure 7.5 présente l'évolution du score le plus probable en fonction de la localisation des personnes par rapport aux items. Cette représentation permet de synthétiser le fonctionnement de l'échelle de réponses et sera utilisée pour illustrer la structure de la variable.

7.4.2. Les propriétés métriques de l'échelle ABILHAND

L'étendue de mesure

Les propriétés métriques des 23 items bimanuels d'ABILHAND sont présentées au tableau 7.5. Les items sont classés de haut en bas par ordre de difficulté décroissante. Leur difficulté s'étend de -2.18 à 1.72 logits et couvre une plage de 3.90 logits centrée sur 0 logit (cette origine est fixée par convention). En considérant les deux seuils de chaque item (-1.27 et 1.27 logit), la plage de mesure de l'échelle s'étend de -3.45 (-2.18-1.27)

Item	Difficulté (logits)	SE (logits)	*Infit (MNSQ)*	*Infit (ZSTD)*	*Outfit (MNSQ)*	*Outfit (ZSTD)*	χ^2	Valeur-p	Implication bimanuelle*
a. Enfoncer un clou avec un marteau	1.72	0.23	0.92	-0.50	0.96	-0.10	2.00	0.736	C
b. Enfiler une aiguille	1.68	0.24	1.10	0.60	1.07	0.40	3.65	0.456	C
c. Peler des pommes de terre avec un couteau	1.53	0.25	1.00	0.10	0.99	0.00	2.61	0.626	C
d. Se couper les ongles	1.49	0.21	0.99	0.00	0.96	-0.10	3.12	0.538	C
e. Emballer des cadeaux	1.28	0.26	0.86	-0.70	0.78	-1.10	7.66	0.105	C
f. Se limer les ongles	1.12	0.23	1.16	1.00	1.22	1.10	13.69	0.008	C
g. Couper de la viande	1.11	0.20	0.69	-2.40	0.64	-2.40	3.82	0.431	C
h. Eplucher des oignons	0.73	0.26	1.12	0.70	1.00	0.10	3.27	0.513	C
i. Casser des noisettes	0.47	0.25	1.33	1.80	1.44	1.60	3.10	0.541	C
j. Ouvrir un bocal	0.28	0.21	0.91	-0.60	1.03	0.20	4.26	0.372	C
k. Fermer la tirette d'une veste	0.22	0.21	0.98	-0.10	1.09	0.50	4.11	0.392	B
l. Ouvrir un paquet de chips	0.11	0.21	1.22	1.50	1.07	0.40	3.72	0.446	C
m. Boutonner une chemise	-0.18	0.21	1.16	1.10	1.64	2.30	15.31	0.004	A
n. Tailler un crayon	-0.33	0.28	0.65	-2.00	0.51	-1.50	6.59	0.159	C
o. Tartiner une tranche de pain avec du beurre	-0.71	0.24	0.91	-0.50	0.76	-0.70	6.35	0.174	B
p. Fermer une pression (veste, sac, ...)	-0.72	0.23	1.10	0.60	1.26	0.80	2.69	0.610	B
q. Boutonner un pantalon	-0.72	0.23	0.95	-0.20	0.75	-0.70	4.56	0.335	A
r. Décapsuler une bouteille	-0.75	0.23	1.02	0.20	1.14	0.50	2.08	0.721	B
s. Ouvrir du courrier	-1.33	0.25	0.89	-0.60	0.92	-0.10	4.37	0.358	B
t. Etaler du dentifrice sur une brosse à dents	-1.58	0.25	0.99	0.00	0.75	-0.40	2.26	0.689	A
u. Fermer la tirette d'un pantalon	-1.59	0.25	1.11	0.70	0.91	0.00	1.80	0.772	A
v. Ouvrir une tablette de chocolat	-1.63	0.25	1.04	0.30	0.75	-0.40	2.06	0.726	A
w. Se laver les mains	-2.18	0.27	0.82	-0.90	0.73	-0.30	8.04	0.090	A
Moyenne	0.00	0.24	1.00	0.00	0.97	0.00			
S.D.	1.18	0.02	0.16	1.00	0.26	1.00			

* A = activité bimanuelle qui peut être décomposée en séquences unimanuelles; B = activité bimanuelle qui nécessite l'utilisation de la main atteinte pour stabiliser un objet; C = activité bimanuelle qui nécessite une activité digitale de la main atteinte.

Tableau 7.5 – Propriétés métriques de l'échelle ABILHAND.

à 2.99 (1.72+1.27) logits. L'erreur standard par rapport à l'estimation de la localisation des items varie de 0.20 à 0.28 logit (moyenne, 0.24 logit). Elle est en moyenne plus petite que l'erreur standard attendue pour la plupart des variables (Linacre, 1994).

L'ajustement des réponses aux prescriptions du modèle

L'ajustement des réponses observées aux prescriptions du modèle a été déterminé à l'aide des indices *Infit*, *Outfit* et χ^2. Les différents indices sont sensibles à différents types de mauvais ajustement comme nous l'avons vu au chapitre 5. Ces indicateurs doivent donc être interprétés avec précaution et discernement. Les valeurs acceptables des indices d'ajustement *Infit* et *Outfit* sous la forme du carré moyen (*MNSQ*) pour un échantillon de 103 personnes sont comprises entre 0.80 et 1.20 pour l'*Infit* ($1 \pm 2/\sqrt{n}$) et entre 0.41 et 1.59 pour l'*Outfit* ($1 \pm 6/\sqrt{n}$) (Smith et coll., 1998). Les valeurs acceptables des indices d'ajustement *Infit* et *Outfit* sous la forme du carré moyen standardisé (*ZSTD*) sont comprises entre -2 et 2. Les valeurs acceptables du χ^2, calculés sur 5 classes d'intervalle, sont indiquées par la valeur-p. Celle-ci doit être inférieure au seuil de signification statistique, fixé ici à 0.05, pour être acceptable. Les indices d'ajustement indiquent que, dans l'ensemble, la réponse des patients à la majorité des items se conforme aux prescriptions du modèle. Les 23 items bimanuels d'ABILHAND définissent donc une échelle unidimensionnelle pour l'échantillon de patients hémiplégiques chroniques. Six items présentent un ajustement légèrement inadéquat d'après au moins un indicateur d'ajustement.

Les items «f. Se limer les ongles», «g. Couper de la viande», et «n. Tailler un crayon» présentent un ajustement de type *overfit*, indiquant

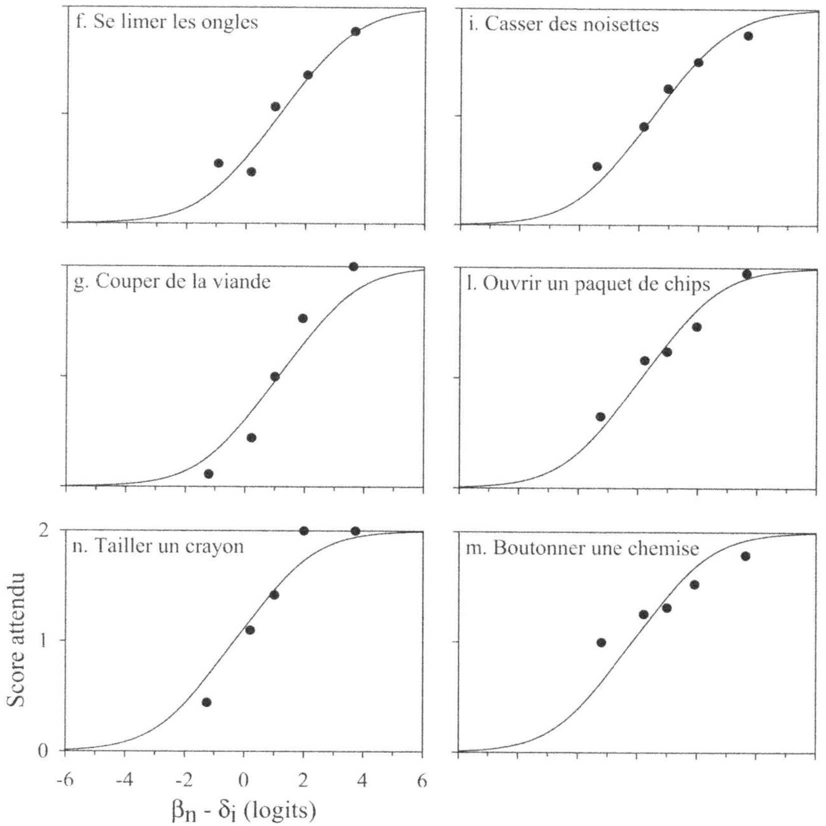

Figure 7.6 – Courbes caractéristiques des items (trait plein) qui présentent un *overfit* (panneaux de gauche) ou un *underfit* (panneaux de droite) et scores moyens observés pour 5 classes d'intervalle (points). La réponse aux items présentant un *overfit* est plus déterministe que le modèle ne le prévoit car les patients habiles tendent à mieux réussir les items que prévu, et *vice versa*. La réponse aux items présentant un *underfit* est moins déterministe ou plus bruitée que le modèle ne le prévoit car les patients habiles tendent a moins bien réussir les items que prévu, et *vice versa*.

que les réponses observées pour ces items sont plus déterministes (ou prévisibles) que le modèle ne le prévoit. Les Courbes Caractéristiques de ces trois Items (CCI) sont présentées à la figure 7.6. Les scores moyens observés dans les 5 classes d'intervalle ont tendance à définir une progression plus raide que la courbe du score attendu par le modèle. Les personnes les moins habiles ont un score moyen inférieur au score attendu et les personnes les plus habiles ont un score moyen supérieur au score attendu. Cependant, ce type d'ajustement n'est pas critique car la réponse des patients à ces items contribue à la variable mesurée par l'ensemble du questionnaire (Linacre, 2000a).

Les items «i. Casser des noisettes», «l. Ouvrir un paquet de chips» et «m. Boutonner une chemise» présentent un ajustement de type *underfit*, indiquant que les réponses observées pour ces items sont plus aléatoires que le modèle le prévoit. Les CCI de ces trois items sont présentées à la figure 7.6. Les scores moyens observés dans les 5 classes d'intervalle ont tendance à définir une progression moins raide que la courbe du score attendu par le modèle. Les personnes les moins habiles ont un score moyen supérieur au score attendu et les personnes les plus habiles ont un score moyen inférieur au score attendu. Ce mauvais ajustement peut être dû au fait que ces activités peuvent être réalisées soit avec une ou deux mains. Cependant, les items définissent une hiérarchie cohérente au plan clinique car les items nécessitant une plus grande implication bimanuelle sont les plus difficiles (*cf.* tableau 7.5). Cette hiérarchie correspond au profil de récupération à la suite d'une hémiplégie, c'est pourquoi nous l'avons retenue à ce stade-ci.

La fiabilité de séparation

L'index de séparation des personnes (G) est de 2.96 et correspond à un coefficient de fiabilité de 0.90. Les 23 items bimanuels permettent de distinguer 4.28 niveaux d'habileté manuelle statistiquement différents dans notre échantillon d'adultes hémiplégiques chroniques. Cette fiabilité semble donc suffisante pour être utile dans la plupart des applications cliniques de l'échelle et probablement également pour mesurer la récupération des patients au cours d'un programme de réadaptation.

7.4.3. La structure d'ABILHAND

La structure et l'utilisation de l'échelle ABILHAND sont illustrées à la figure 7.7. Le panneau du haut représente la distribution des mesures d'habileté manuelle des 103 patients hémiplégiques chroniques. Les mesures s'étendent approximativement de -3.5 à 6.0 logits, indiquant que le rapport de vraisemblance de réussite à n'importe quel item (c'est-à-dire le rapport entre les probabilités de réussite et d'échec) pour le patient le plus habile est 13360 fois ($e^{9.5/1}$) plus élevé que pour le patient le moins habile. Cette étendue illustre clairement la plage de mesure de l'échelle d'habileté manuelle.

Les mesures d'habileté manuelle sont obtenues en transformant le score total obtenu aux 23 items bimanuels en mesures linéaires. La relation ogivale entre le score total et la mesure d'habileté manuelle est présentée au panneau du bas. Cette relation est approximativement linéaire entre des scores totaux de 10 et 37 points. En dehors de cette plage, une progression unitaire du score total correspond à une progression de l'habileté manuelle de plus en plus grande au fur et à mesure que l'on s'écarte de la plage centrale des scores. Dans la plage centrale, la plus petite différence mesurable est égale à 0.13 logit pour un score passant de 23 à 24 points. La résolution de l'échelle est donc suffisante dans la plage centrale pour différencier l'habileté manuelle de deux patients si le premier a une probabilité de 50% de réussir un item donné et l'autre 47%. En dehors de la plage centrale, la plus petite différence mesurable augmente jusqu'à 0.78 logit pour la même augmentation unitaire du score total (le score passant de 1 à 2 points), soit six fois plus qu'entre 23 et 24 points. Ceci montre bien la non linéarité du score total et la nécessité de transformer les scores ordinaux en mesures linéaires.

Exemple : Imaginons que le patient A obtienne un score de 23 points et le patient B obtienne un score de 24 points. Les mesures d'habileté manuelle correspondantes sont de $\beta_A = 0$ logit pour le patient A et de $\beta_B = 0.13$ logit pour le patient B. La probabilité de réussite à l'item i, dont la difficulté est de $\delta_i = 0$ logit, peut être déterminée comme suit :

$$P_{Ai1} = \frac{\exp(\beta_A - \delta_i)}{1 + \exp(\beta_A - \delta_i)} = \frac{\exp(0)}{1 + \exp(0)} = 0.50$$

$$P_{Bi1} = \frac{\exp(\beta_B - \delta_i)}{1 + \exp(\beta_B - \delta_i)} = \frac{\exp(-0.13)}{1 + \exp(-0.13)} = 0.47$$

Le score attendu à chaque item en fonction de la mesure d'habileté manuelle est présenté au panneau du milieu. Les items ont été classés de haut en bas par ordre de difficulté décroissante. En comparant l'habileté manuelle d'un patient donné à la difficulté de chaque item, il est possible de déterminer le score attendu pour ce patient aux différents items. Par exemple, un patient ayant un score total de 23 points présente une mesure d'habileté manuelle proche de 0 logit. Compte tenu de son habileté manuelle, ce patient devrait être capable de réaliser sans difficulté

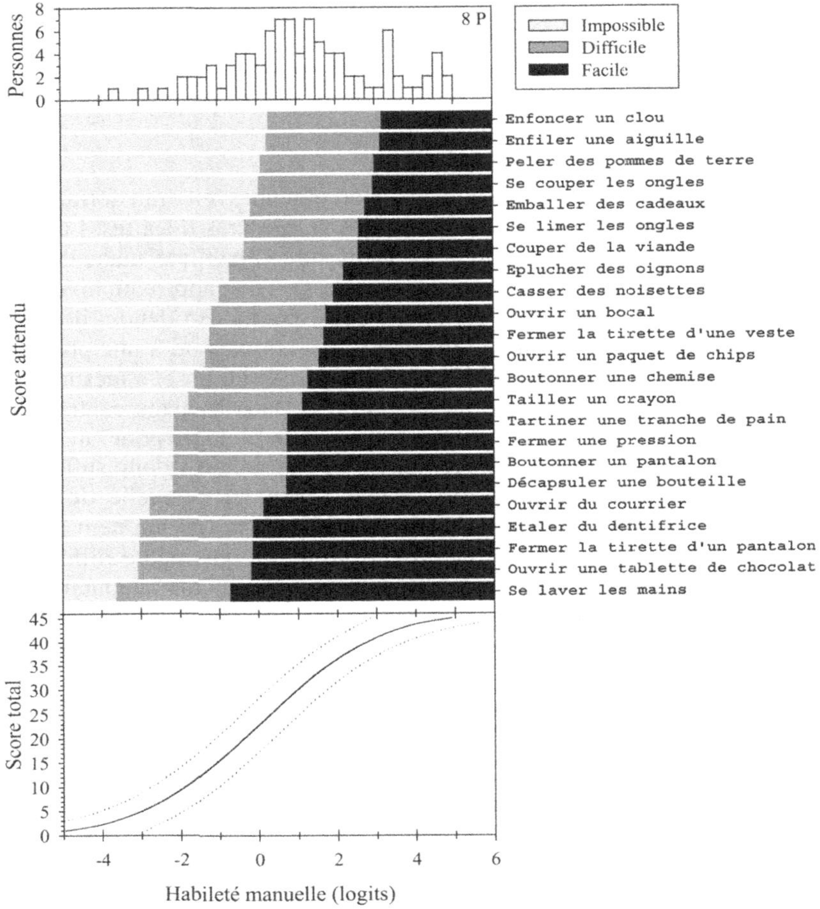

Figure 7.7 – La structure de l'échelle ABILHAND est décrite à l'aide de la distribution des mesures des patients (panneau du haut), de la relation (panneau du bas) entre le score total et la mesure d'habileté manuelle (trait plein) et son intervalle de confiance à 95% (traits pointillés) et du score attendu à chaque item en fonction de l'habileté manuelle (panneau du milieu). Les items sont triés de haut en bas par ordre de difficulté décroissante. Le score attendu pour un item donné augmente en fonction de l'habileté manuelle; pour une habileté donnée, il diminue en fonction de la difficulté de l'item. L'origine de l'échelle d'habileté manuelle est fixée par convention à la difficulté moyenne des items.

les quatre activités les plus faciles et avec quelques difficultés les activités intermédiaires; les quatre activités les plus difficiles devraient lui être impossibles. Globalement, notre échantillon d'adultes hémiplégiques chroniques présente une habileté manuelle relativement élevée. Septantetrois pourcents des patients de notre échantillon ayant une mesure supérieure à 0.28 logit devraient être capables de réaliser, facilement ou avec quelques difficultés, toutes les activités bimanuelles d'ABILHAND. De plus, 25% des patients ayant une mesure supérieure à 3.17 logits devraient réaliser facilement toutes les activités d'ABILHAND. Aucun patient de notre échantillon ne présente une mesure suffisamment faible (c'est-à-dire inférieure à -3.63 logits) pour que toutes les activités lui soient impossibles. Ce qui indique que la plage de mesure de l'échelle ABILHAND devrait pouvoir mesurer des patients moins habiles que ceux de notre échantillon, comme par exemple des patients hémiplégiques aigus.

7.4.4. L'invariance d'ABILHAND

Une fois que l'ajustement des données aux prescriptions du modèle a été établi, l'invariance du questionnaire doit être testée. Cette propriété d'une échelle de mesure concerne la stabilité de la réponse des patients, étant donné leur localisation sur l'échelle de mesure d'habileté manuelle, à travers différents sous-groupes de patients constitués en fonction de l'âge, du sexe, du côté atteint, du type de lésion, etc. L'invariance d'ABILHAND a été déterminée à l'aide de 12 tests de fonctionnement différentiel des items (FDI) à travers les groupes démographiques et cliniques formés sur base des critères suivants : (1) le pays (Belgique *vs* Italie), (2) le sexe (hommes *vs* femmes), (3) l'âge (< 60 *vs* ≥ 60 ans), (4) le côté atteint (main dominante, MD, *vs* main non dominante, MND), (5) le délai depuis l'accident vasculaire cérébral (< 2 *vs* ≥ 2 ans), (6) le niveau de dépression ($GDS < 10$ *vs* $GDS \geq 10$), (7) le niveau d'habileté manuelle (moins *vs* plus habile, établi par rapport à l'habileté manuelle médiane), (8) la dextérité manuelle du membre supérieur non atteint (Dmna) (moins *vs* plus de dextérité, par rapport au score médian), (9) la force de préhension du membre supérieur atteint (Fma) (moins *vs* plus de force, par rapport à la différence médiane entre les deux membres), (10) la dextérité manuelle du membre supérieur atteint (Dma) (moins *vs* plus de dextérité, par rapport à la différence médiane entre les deux membres), (11) la sensibilité tactile de la main atteinte (STma) (moins *vs* plus de sensibilité tactile, par rapport à la différence médiane entre les deux membres), (12) la motricité du membre supérieur atteint (Mma) (moins *vs* plus de motricité, par rapport au score médian).

Le fonctionnement différentiel des items a été testé par la méthode proposée par Wright & Stone (1979). Les patients de notre échantillon ont été divisés en deux sous-groupes sur la base des 12 critères précités.

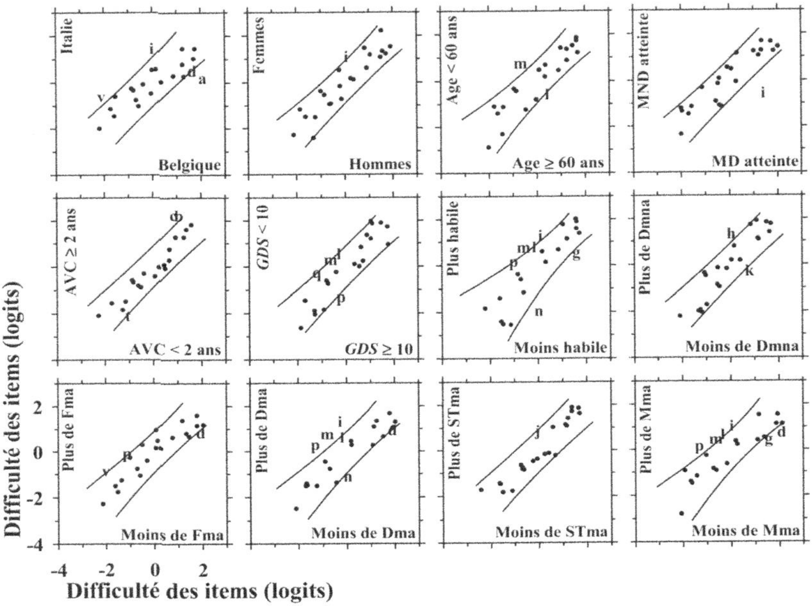

Figure 7.8 – Fonctionnement différentiel des 23 items bimanuels d'ABILHAND à travers 12 critères de division de l'échantillon en deux sous-groupes et intervalle de confiance à 95% de l'invariance idéale (traits pleins). Pour chaque graphe, les items les plus difficiles sont situés dans la partie supérieure droite. Les items (points) situés dans l'intervalle de confiance n'ont pas une difficulté significativement différente dans les deux sous-groupes. Les items situés en dehors de l'intervalle de confiance sont identifiés par leur label. Les abréviations suivantes sont utilisées pour les différents critères: MD: main dominante; MND: main non dominante; *GDS*: *Geriatric Depression Scale*; Dmna: dextérité manuelle membre supérieur non atteint; Fma: force de préhension du membre atteint; Dma: dextérité manuelle du membre atteint; STma: sensibilité tactile du membre atteint; et Mma: motricité du membre atteint.

Pour chaque critère, la hiérarchie des items a été estimée séparément pour les deux sous-groupes après avoir vérifié au préalable que les données de chaque sous-groupe s'ajustaient aux prescriptions du modèle. La hiérarchie des items obtenue pour chaque sous-groupe est comparée graphiquement à la figure 7.8.

Pour chacun des 12 graphes de la figure 7.8, les points représentent la difficulté des items estimée en abscisse par les personnes appartenant à un des deux sous-groupes (par ex., les Belges pour le critère du pays) et en ordonnée par les personnes appartenant à l'autre sous-groupe (par ex., les Italiens pour le critère du pays). Les items les plus difficiles sont localisés dans la partie supérieure droite des graphes. Les deux courbes représentent l'intervalle de confiance à 95% de l'invariance idéale. Les items situés à l'intérieur de l'intervalle de confiance à 95% n'ont pas une difficulté significativement différente entre les deux sous-groupes. Les items situés en dehors de l'intervalle de confiance à 95% ont une difficulté significativement différente entre les deux sous-groupes et sont identifiés par leur label. Globalement, la majorité des items sont situés à l'intérieur de l'intervalle de confiance à 95% indiquant que la difficulté des items est globalement invariante entre différents sous-groupes démographiques et cliniques. Par conséquent, le questionnaire ABILHAND peut être utilisé de manière invariante pour évaluer des hommes ou des femmes, des patients atteints du côté gauche ou du côte droit, etc. Une investigation future est cependant nécessaire pour vérifier l'invariance d'ABILHAND au cours du temps ou au cours de la récupération, par exemple, entre les stades aigus et chroniques de l'hémiplégie.

7.5. La validité d'ABILHAND

7.5.1. La validité de contenu d'ABILHAND

L'échelle ABILHAND est valide si elle mesure réellement l'habileté manuelle qu'elle est censée mesurer. La validité de contenu d'ABILHAND a été établie en demandant à quatre ergothérapeutes de classer, sans se concerter, chaque item en fonction de l'implication des deux mains dans la réalisation de l'activité. Les items bimanuels ont été classés soit comme (A) des activités bimanuelles qui peuvent être décomposées en séquences unimanuelles, (B) des activités qui nécessitent l'utilisation de la main atteinte pour stabiliser un objet, ou (C) des activités qui nécessitent une activité digitale de la main atteinte. Les opinions recueillies sont convergentes et la réponse la plus fréquente est présentée pour chaque item dans la dernière colonne du tableau 7.5. Les items les plus difficiles sont les activités qui nécessitent l'implication bimanuelle la plus importante (C) tandis que les activités les plus faciles peuvent être réalisées en plusieurs séquences unimanuelles ne nécessitant pas l'utilisation de la main atteinte (A). L'échelle ABILHAND est donc valide en ce qui concerne le contenu des items puisque la difficulté des items est directement liée à l'implication bimanuelle des patients dans la réalisation des activités observées par des ergothérapeutes dans leur pratique clinique.

7.5.2. La validité conceptuelle d'ABILHAND

La validité conceptuelle d'ABILHAND a été investiguée en mesurant le degré d'association qui existe entre, d'une part, les mesures d'habileté manuelle des patients et, d'autre part, les caractéristiques démographiques et cliniques des patients ainsi que leurs déficiences sensori-motrices au niveau des membres supérieurs. Le degré d'association a été testé avec une ANOVA (pour les variables nominales) ou un coefficient de corrélation (pour les variables continues). Les résultats sont présentés au tableau 7.6. Les mesures d'habileté manuelle obtenues à l'aide d'ABILHAND ne sont pas significativement associées aux caractéristiques démographiques (pays, sexe, âge) ou cliniques, exception faite du niveau de dépression. Le manque d'association entre les mesures d'habileté manuelle et les caractéristiques démographiques tend à confirmer qu'ABILHAND puisse être utilisé quelque soit le pays, le sexe et l'âge du patient hémiplégique interrogé. La relation non significative observée entre l'habileté manuelle et le côté atteint (main dominante ou non dominante) avait déjà été montrée dans des études antérieures (Bernspang & Fisher, 1995; Desrosiers et coll., 1996). Le manque d'association entre le territoire de la lésion cérébrale et les mesures d'habileté manuelle indi-

Variable	**Statistique***	**Valeur-p**
Variables démographiques		
Pays	U = 1069	0.977
Sexe	U = 1213.5	0.815
Age	R = -0.188	0.058
Variables cliniques		
Côté atteint	U = 1181.5	0.350
Territoire de la lésion cérébrale	H = 9.744, ddl = 7	0.204
Délai depuis l'AVC	R = -0.049	0.626
Délai depuis la fin de la kinésithérapie	R = 0.180	0.074
Dépression	ρ = -0.213	0.030
Déficiences de la main non atteinte		
Force	R = 0.242	0.014
Dextérité	R = 0.248	0.012
Sensibilité tactile	R = 0.021	0.836
Déficiences de la main atteinte		
Force	R = 0.562	<0.001
Dextérité	R = 0.598	<0.001
Sensibilité tactile	R = 0.127	0.201
Motricité	ρ = 0.730	<0.001

* Les statistiques rapportées sont: U pour les tests de Mann-Withney, H pour les tests de Kruskal-Wallis, ρ pour les corrélations de Spearman, et R pour les corrélations de Pearson.

Tableau 7.6 – Relation entre l'habileté manuelle et les variables démographiques, cliniques et les déficiences des membres supérieurs.

que qu'ABILHAND est plus centré sur l'apprentissage de nouveaux processus moteurs à travers le développement de stratégies compensatoires (par ex., la décomposition des activités bimanuelles en séquences unimanuelles) que sur le type de lésion cérébrale (Penta et coll., 2001). De plus, l'absence de relation significative entre les mesures d'habileté manuelle et le délai depuis l'accident vasculaire cérébral et la fin de la kinésithérapie va dans le même sens.

Aucune relation significative n'a été observée entre l'habileté manuelle et la sensibilité tactile des deux mains, ce qui est en accord avec une revue de la littérature antérieure (Dellon, 1981). La dépression, la force et la dextérité de la main non atteinte sont significativement mais légèrement associées aux mesures d'ABILHAND. En effet, la dépression peut réduire la motivation du patient à apprendre de nouvelles stratégies motrices compensatoires ou affecter la perception de la difficulté éprouvée lors de la réalisation des activités d'ABILHAND. L'influence de la force et de la dextérité de la main non dominante sur les mesures d'habileté manuelle, déjà suggérée dans des études antérieures (Desrosiers et coll., 1996; Yelnik et coll., 1996; Sunderland, 2000), confirme l'implication des deux mains lors de la réalisation des activités d'ABILHAND. Enfin, les mesures d'ABILHAND sont significativement asso-

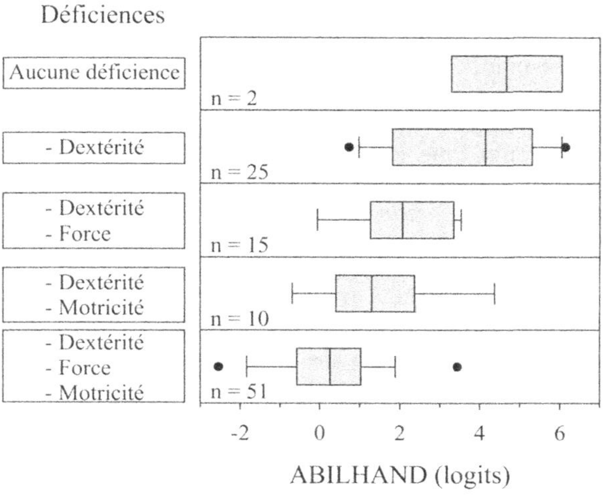

Figure 7.9 – Distribution des mesures d'habileté manuelle pour les 5 combinaisons différentes de déficiences motrices de la main atteinte (ordonnée). La boîte rectangulaire représente l'intervalle interquartile de la distribution des mesures des 103 patients de notre échantillon. La ligne verticale à l'intérieur de la boîte indique la médiane; les deux barres verticales en dehors de la boîte indiquent les premier et neuvième déciles; et les deux points indiquent les cinquième et nonante-cinquième centiles.

ciées à la force, la dextérité et la motricité de la main atteinte. Des études récentes ont également rapporté une relation significative entre les déficiences sensori-motrices et les activités manuelles de la vie journalière (Desrosiers et coll., 1996; Kopp et coll., 1997; Sonoda et coll., 1997).

La validité conceptuelle d'ABILHAND a également été investiguée en évaluant le degré d'association entre les mesures d'ABILHAND et les différentes combinaisons possibles des déficiences de la main atteinte. Pour cette analyse, un déficit significatif de la force, de la dextérité ou de la sensibilité tactile du côté atteint a été considéré si le patient présentait un z-score inférieur à -1. De même, un déficit de motricité significatif a été considéré pour les patients présentant un score inférieur à 67/90 au bilan moteur de Brunnström. L'effet de la combinaison des déficiences de la main atteinte sur l'habileté manuelle est illustré à la figure 7.9. L'abscisse représente l'habileté manuelle mesurée par le questionnaire ABILHAND. Les différentes combinaisons de déficits significatifs du membre supérieur atteint sont présentées en ordonnée. Nous voyons que dans notre échantillon de 103 patients hémiplégiques chroniques, les deux patients n'ayant aucun déficit moteur significatif présentent l'habileté manuelle la plus élevée. Les 25 patients ayant uniquement un déficit de dextérité présentent des mesures d'habileté manuelle légèrement inférieures. Les 25 patients ayant non seulement un déficit de dextérité mais aussi un déficit de force ou de motricité présentent une habileté manuelle encore moindre. Enfin, les 51 patients ayant des déficits de dextérité, de force et de motricité présentent l'habileté manuelle la moins importante, avec une mesure médiane proche de 0 logit (c'est-à-dire correspondant à la difficulté moyenne du questionnaire). L'habileté manuelle sera donc d'autant plus atteinte que les combinaisons des déficits moteurs de la main atteinte sont complexes. Enfin, un test de Kruskal-Wallis a montré que l'habileté manuelle varie significativement en fonction des combinaisons de déficits moteurs du membre atteint ($H = 48.221$, $ddl = 4$; $p < 0.001$). Ces résultats sont en accord avec des études antérieures (Desrosiers et coll., 1996; Kopp et coll., 1997; Sonoda et coll., 1997).

En conclusion, ABILHAND constitue une échelle valide de mesure de l'habileté manuelle centrée sur la perception de la personne dans les activités manuelles de la vie quotidienne. L'invariance de la difficulté des items à travers différents sous-groupes supporte les applications cliniques futures de l'échelle et suggère que l'échelle pourrait également être invariante à travers le temps et la récupération. Si tel était le cas, ABILHAND pourrait être utilisé comme un outil d'évaluation en pratique clinique, et fournirait un bilan fonctionnel lors la prise en charge, une indication précieuse pour la planification du traitement et permettrait des comparaisons quantitatives de l'habileté manuelle à travers les groupes de patients et au cours de la récupération fonctionnelle.

Conclusion

Cet ouvrage a été rédigé dans le but de conduire le lecteur pas à pas dans la construction et l'interprétation d'une échelle de mesure d'une variable latente telle que l'anxiété, l'altruisme, l'habileté manuelle ou la qualité de vie. Ces variables, généralement propres à une personne, suscitent un intérêt croissant dans le domaine des sciences du comportement et plus particulièrement dans celui de l'éducation, de la psychologie ou de la médecine. De par sa nature, une variable latente ne peut pas faire l'objet d'une quantification directe mais elle peut être évaluée à partir de questionnaires. Cependant, les scores ordinaux obtenus à partir de ces questionnaires ne peuvent pas être utilisés dans des comparaisons quantitatives au même titre que les mesures objectives. En effet, une mesure objective nécessite la définition d'une unité de mesure de grandeur constante, reproductible tout au long de l'échelle de mesure et indépendante de l'objet mesuré.

Le modèle de Rasch permet de construire une échelle de mesure d'une variable latente à condition que les données observées vérifient les critères d'une mesure objective. L'analyse consiste à déterminer si les données observées s'ajustent aux prescriptions du modèle. Si tel n'est pas le cas, elle informe le concepteur des inconsistances produites par les personnes ou par les items constituant le test. Cette information est capitale dans le développement d'une nouvelle échelle de mesure car elle éclaire le concepteur quant à la nature de la variable qu'il cherche à mesurer. Bien souvent, ces analyses l'amènent à préciser la définition de la variable d'intérêt et le guident dans la construction d'une variable unidimensionnelle permettant des comparaisons quantitatives. Durant la rédaction de cet ouvrage, nous nous sommes assignés comme objectif principal celui d'exposer de manière concise et pratique toutes les étapes nécessaires au développement d'une échelle de mesure à l'aide du modèle de Rasch. Depuis la conceptualisation de la variable, en passant par la définition d'une unité de mesure à l'aide du modèle de Rasch, l'ouvrage accompagne le lecteur dans le processus de développement d'une l'échelle de mesure et lui donne les outils nécessaires pour interpréter les résultats.

L'utilisation de mesures quantitatives dans le domaine des sciences du comportement guide le praticien dans l'observation, la quantification et l'interprétation de l'état d'une personne en vue de réaliser les actions les plus appropriées. Ces échelles de mesure favorisent la communication entre praticiens par l'utilisation d'un «langage» commun. Pour cela, elles peuvent être construites de manière à fournir des résultats indépendants de l'âge, du sexe, de la race, de la culture, de la langue ou du pays, tout comme un mètre courant de tissu représente une seule et même longueur d'étoffe aux quatre coins du globe.

Bibliographie

Allport, F.H. & Hartman, D.A. (1925). Measurement and motivation of atypical opinion in a certain group. *American Political Science Review, 19*, 735-760.

American Educational Research Association, American Psychological Association & National Council on Measurement in Education (1985). *Standards for educational and psychological testing (5th ed.)*. Washington, DC : American Psychological Association.

Anastasi, A. (1988). *Psychological testing*. New York : McMillan.

Andersen, E.B. (1973). A goodness of fit test for the Rasch model. *Psychometrika, 38*, 123-140.

Andrich, D. (1978a). A rating formulation for ordered response categories. *Psychometrika, 43*, 561-573.

Andrich, D. (1978b). A binomial latent trait model for the study of Likert-style attitude questionnaires. *British Journal of Mathematical and Statistical Psychology, 31*, 84-98.

Andrich, D. (1988). *Rasch models for measurement*. Newbury : SAGE publications.

Andrich, D. (1989). Distinctions between assumptions and requirements in measurement in the social sciences. In J.A. Keats, R. Taft, R.A. Heath & S.H. Lovibond (Eds), *Mathematical and theoretical systems* (pp. 7-16). North-Holland : Elsevier Science Publishers.

Andrich, D. (1996a). Measurement criteria for choosing among models for graded responses. In A. von Eye & C.C. Clogg (Eds), *Analysis of categorical variables in developmental research*. Orlando, FL : Academic Press. Chapter 1, 3-35.

Andrich, D. (1996b). Category ordering and their utility. *Rasch Measurement Transactions, 9*, 464-465.

Andrich, D. (1999). *E444 Advanced Social and Educational Measurement*. Perth : Murdoch University.

Andrich, D. (2002a). *F436/636 : Modern Test Theory in Psychology and Education II*. Perth : Murdoch University.

Andrich, D. (2002b). Understanding resistance to the data-model relationship in Rasch's paradigm : a reflection for the next generation. *Journal of Applied Measurement, 3(3)*, 325-359.

Andrich, D., Sheridan, B. & Luo, G. (2004). *RUMM2020: Rasch Unidimensional Models for Measurement*. Perth, Western Australia: RUMM Laboratory; http://www.rummlab.com.au

Bell-Krotoski, J.A. (1990). Light touch-deep pressure testing using Semmes-Weinstein monofilaments. In J.M. Hunter, L.H. Schneider, E.J. Mackin & A.D. Callahan (Eds), *Rehabilitation of the Hand : Surgery and Therapy*. St Louis, Mo : Mosby Co, 585-593.

Bernspang, B. & Fisher, A.G. (1995). Differences between persons with right or left cerebral vascular accident on the assessment of motor and process skills. *Archives of Physical Medicine and Rehabilitation, 76*, 1144-1151.

Béthoux, F. & Calmels, P. (2003). *Guide des outils de mesure et d'évaluation en médecine physique et de réadaptation*. Paris : Editions Frison-Roche.

Bond, T.G. & Fox, C.M. (2001). *Applying the Rasch Model : Fundamental Measurement in the Human Sciences*. Mahwah NJ : Lawrence Erlbaum Assoc.

Brink, T.L., Yesavage, J.A., Lum, O., Heersema, P.H., Adey, M. & Rose, T.L. (1982). Screening tests for geriatric depression. *Clinical Gerontologist, 1*, 37-43.

Carroll, D. (1965). A quantitative test of upper extremity function. *Journal of Chronic Diseases, 18*, 479-491.

Choppin, B.H. (1968). An item bank using sample-free calibration. *Nature, 219*, 870-872.

Choppin, B.H. (1985). Lessons for psychometrics from thermometry. *Evaluation in education : an international review series, 9*, 9-12.

Cohen, J. (1960). A coefficient of agreement for nominal scales. *Educational and psychological measurement, 20*, 27-46.

Cronbach, L.J. (1951). Coefficient alpha and the internal structure of tests. *Psychometrika, 16*, 297-234.

Damasio, H. (1983). A computed tomographic guide to the identification of cerebral vascular territories. *Archives of Neurology, 40*, 138-142.

Dellon, A.L. (1981). *Evaluation of Sensibility and Re-Education of Sensation in the Hand.* Baltimore : Williams and Wilkins.

De Souza, L.H., Hewer, R.L. & Miller, S. (1980). Assessment of recovery of arm control in hemiplegic stroke patients : 1. Arm function tests. *International Rehabilitation Medicine, 2*, 3-9.

Desrosiers, J., Hébert, R., Bravo, G. & Dutil, E. (1995). Upper extremity performance test for the elderly (TEMPA) : normative data and correlates with sensorimotor parameters. *Archives of Physical Medicine and Rehabilitation, 76*, 1125-1129.

Desrosiers, J., Bourbonnais, D., Bravo, G., Roy, P.-M. & Guay, M. (1996). Performance of the «unaffected» upper extremity of elderly stroke patients. *Stroke, 27*, 1564-1570.

Douglas, G. (1982). Issues in the fit of data to psychometric models. *Education Research and Perspectives, 9(1)*, 32-43.

Fisher, G.H. (1921). On the mathematical foundations of theoritical statistics. *Proceedings of the Royal Society, 222*, 309-368.

Fisher, Jr.W. (1992). Reliability Statistics. *Rasch Measurement Transactions, 6(3)*, 238.

Folstein, M.F., Folstein, S.E. & McHugh, P.R. (1975). Mini-Mental State : a practical method for grading the cognitive state of patients for the clinician. *Journal of Psychiatric Research, 12*, 189-198.

Frisbie, D.A. (1988). Reliability of scores from teacher-made tests. *Educational Measurement : Issues and Practical*, National Council on Measurement in Education, *7(1)*, 25-35.

Guide for the Uniform Data Set for Medical Rehabilitation (including the FIM™ instrument), Version 5.1. (1997). Buffalo, NY 14214 : University at Buffalo.

Guttman, L. (1944). A basis for scaling qualitative data. *American Sociological Review, 9*,139-150.

Guttman, L. (1950). The basis for scalogram analysis. In S.A. Stouffer, L. Guttman, E.A., Suchman, P.F., Lazarsfield, S.A. Star & J.A. Clausen (Eds), *Measurement and prediction.* Princeton : Princeton University Press.

Hambleton, R.K., Swaminathan, H. & Rogers, H.J. (1991). *Fundamentals of item response theory. Vol. 2.* Newbury Park : SAGE Publications.

Hattie, J. (1985). Assessing unidimensionality of tests and items. *Applied Psychological Measurement, 9*, 139-164.

Haynes, S.N., Richard, D.C.S. & Kubany, E.S. (1995). Content validity in psychological assessment : A functional approach to concepts and methods. *Psychological Assessment, 7*, 238-247.

Heller, A., Wade, D.T., Wook, V.A., Sunderland, A., Hewer, R.L. & Ward, E. (1987). Arm function after stroke : measurement and recovery over the first three months. *Journal of Neurology, Neurosurgery and Psychiatry, 50*, 714-719.

Holland, P.H. & Wainer H. (1993). *Differential Item Functioning*. Hillsdale, NJ : Lawrence Erlbaum.

Jebsen. R.H., Taylor, N., Trieschmann, R.B., Trotter, M.J. & Howard, L.A. (1969). An objective and standardized test of hand function. *Archives of Physical Medicine and Rehabilitation, 50*, 311-319.

Karabatsos, G. (2000). A critique of Rasch residual fit statistics. *Journal of Applied Measurement, 1(2)*, 152-176.

Kopp, B., Kunkel, A., Flor, H., Platz, T., Rose, U., Mauritz, K.-H., Gresser, K., McCulloch, K.L. & Taub, E. (1997). The arm motor ability test : reliability, validity, and sensitivity to change of an instrument for assessing disabilities in activities of daily living. *Archives of Physical Medicine and Rehabilitation, 78*, 615-620.

Kuder, G.F. & Richardson, M.W. (1937). The theory of the estimation of test reliability. *Psychometrika, 2*, 151-160.

Laveault, D. & Grégoire, J. (2002). *Introduction aux théories des tests en psychologie et sciences de l'éducation*. Bruxelles : De Boeck Université.

Le Petit Robert (1993). *Dictionnaire alphabétique et analogique de la langue française*. Paris : Dictionnaire Le Robert.

Linacre, J.M. (1989). *Many-facet Rasch measurement*. Chicago : MESA Press.

Linacre, J.M. (1994). Sample size and item calibration stability. *Rasch Measurement Transactions, 7(4)*, 328.

Linacre, J.M., Heinemann, A.W., Wright, B.D., Granger, C.V. & Hamilton, B.B. (1994). The structure and stability of the Functional Independence Measure. *Archives of Physical Medicine and Rehabilitation, 75*, 127-132.

Linacre, J.M. & Wright, B.D. (1994). Dichotomous mean-square fit statistics. *Rasch Measurement Transactions, 8(2)*, 360-361.

Linacre, J.M. (1998a). Visual Analog Scales. *Rasch Measurement Transactions, 12*, 639.

Linacre, J.M. (1998b). Detecting multidimensionality : Which residual data-type works best? *Journal of Outcome Measurement, 2(3)*, 266-283.

Linacre, J.M. (1998c). Structure in Rasch residuals : Why principal components analysis? *Rasch Measurement Transactions, 12(2)*, 636.

Linacre, J.M. (1999). Understanding Rasch measurement : estimation methods for Rasch measures. *Journal of Outcome Measurement, 3(4)*, 382-405.

Linacre, J.M. (2000a). Redundant items, overfit and measure bias. *Rasch Measurement Transactions, 14(3)*, 755.

Linacre, J.M. (2000b). Comparing «partial credit» and «rating scale» models. *Rasch Measurement Transactions, 14(3)*, 768.

Linacre, J.M. (2002a). What do infit and outfit, mean-square and standardized mean? *Rasch Measurement Transactions, 16(2)*, 878.

Linacre, J.M. (2002b). Optimizing rating scale effectiveness. *Journal of Applied Measurement, 3(1)*, 85-106.

Linacre, J.M. (2004). *A user's guide and manual to WINSTEPS, MINISTEPS Rasch-model computer programs*. Chicago : http ://www.winsteps.com.

Lindmark, B., Hamrin, E. & Törnquist, K. (1990). Testing daily functions post-stroke with standardized practical equipment. *Scandinavian Journal of Rehabilitation Medicine, 22*, 9-14.

Lusardi, M.M. & Smith, E.V. (1997). Development of a scale to assess concern about falling and applications to treatment programs. *Journal of Outcome Measurement, 1(1)*, 34-55.

Lyle R.C. (1981). A performance test for assessment of upper limb function in physical rehabilitation treatment and research. *International Journal of Rehabilitation Research, 4*, 483-492.

Marquet, L., Lebouch, A. & Roussel, Y. (1997). *Le système métrique, hier et aujourd'hui*. Amiens : Association pour le développement de la culture scientifique (ADCS).

Mathiowetz, V., Weber, K., Volland, G. & Kashman, N. (1984). Reliability and validity of pinch and grip strength evaluations. *Journal of Hand Surgery, 9A*, 222-226.

Mathiowetz, V., Volland, G. & Kashman, N. (1985a). Adult norms for the Box and Block Test of manual dexterity. *American Journal of Occupational Therapy, 39*, 386-391.

Mathiowez, V., Kashman N., Volland, G., Weber, K., Dowe, M. & Rogers, S. (1985b). Grip and pinch strength : normative data for adults. *Archives of Physical Medicine and Rehabilitation, 66*, 69-74.

Merbitz, C., Morris, J. & Grip, J.C. (1989). Ordinal scales and foundations of misinference. *Archives of Physical Medicine and Rehabilitation, 70*, 308-312.

Messick, S. (1988). The once and the future issues of validity. Assessing the meaning and consequences of measurement. In H. Wainer & H.I. Braun, *Test validity*. Hillsdale, NJ : Lauwrence Erlbaum.

Messick, S. (1989). Meaning and values in test validation : The science and ethics of assessment. *Educational Researcher, 18(2)*, 5-11.

Messick, S. (1995). Validity of psychological assessment. *American Psychologist, 50*, 741-749.

Miller, G.A. (1956). The magical number seven, plus or minus two : some limits to our capacity for processing information. *Psychological Review, 63*, 81-97.

Ministère de l'Industrie et de l'Aménagement du Territoire (1989). *L'épopée du mètre, histoire du système métrique décimal*. Paris : Collection Etudes.

Moulin, T., Cattin, F., Crépin-Leblond, T., Tatu, L., Chavot, D., Piotin, M., Viel, J.F., Rumbach, L. & Bonneville, J.F. (1996). Early CT signs in acute middle cerebral artery infarction : predictive value for subsequent infarct locations and outcome. *Neurology, 47*, 366-375.

Moulton, M.H. (1993). Probabilistic mapping. *Rasch Measurement Transactions, 7(1)*, 268.

Objective Measurement (2000). *Definition of Objective Measurement*. Chicago : http ://www.rasch.org.

Oldfield, R.C. (1971). The assessment and analysis of handedness : the Edinburgh Inventory. *Neuropsychologia, 9*, 97-113.

Patel, J.K. & Read, C.B. (1996). *Handbook of the normal distribution*. New York : Marcel Dekker.

Penta, M., Tesio, L., Arnould, C., Zancan A. & Thonnard, J.-L. (2001). The ABILHAND questionnaire as a measure of manual ability in chronic stroke patients : Rasch-based validation and relationship to upper limb impairment. *Stroke, 32*, 1627-1634.

Portney, L.G. & Watkins, M.P. (1993). *Foundations of clinical research : Applications to practice*. Norwalk, Connecticut : Appleton & Lange.

Potvin, A.R., Tortelotte, W.W., Dailey, J.S., Alberts, J.W., Walker, J.E., Pew, R.W., Henderson, W.G. & Snyder, D.N. (1972). Simulated activities of daily living examination. *Archives of Physical Medicine and Rehabilitation, 53*, 476-486.

Rasch, G. (1972). *Objektivitet i samfundsvidenskaberne et metodeproblem*. Paper presented at the University of Copenhagen (mimeo).

Rasch, G. (1977). Specific objectivity : An attempt at formalizing the request for generality and validity of scientific statements. *Danish Yearbook of Philosophy, 14*, 58-93.

Rasch, G. (1960). *Probabilistic models for some intelligence and attainment tests*. Chicago : MESA Press.

Roberts, J. (1994). Rating scale functioning. *Rasch Measurement Transactions, 8*, 386.

Schulz, M. (2002). The standardization of mean-squares. *Rasch Measurement Transactions, 16(2)*, 879.

Schindler, O. (1998). *Breviario di patologia della comunicazione (Handbook of Communication Disorders)*. Turin : Omega Edizioni.

Shrout, P.E. & Fleiss, J.L. (1979). Intraclass correlations : Uses in assessing rater reliability. *Psychological Bulletin, 86*, 420-428.

Smith, E.V. (2002). Detecting and evaluating the impact of multidimensionality using item fit statistics and principal component analysis of residuals. *Journal of Applied Measurement, 3(2)*, 205-231.

Smith, R.M. (1988). The distributional properties of Rasch standardized residuals. *Educational and Psychological Measurement, 48*, 657-667.

Smith, R.M. (1990). Theory and practice of fit. *Rasch Measurement Transactions, 3(4)*, 78.

Smith, R.M. (1991). The distributional properties of Rasch item fit statistics. *Educational and Psychological Measurement, 51*, 541-565.

Smith, R.M., (1992). *Applications of Rasch measurement*. Chicago : MESA Press.

Smith, R.M., Schumacker, R.E. & Bush, M.J. (1998). Using item mean squares to evaluate fit to the Rasch model. *Journal of Outcome Measurement, 2(1)*, 66-78.

Smith, R.M. (2000). Fit analysis in latent trait measurement models. *Journal of Applied Measurement, 1(2)*, 199-218.

Sonoda, N., Chino, N., Domen, K. & Saitoh, E. (1997). Changes in impairment and disability from the third to the sixth month after stroke and its relationship evaluated by an artificial neural network. *American Journal of Physical Medicine and Rehabilitation, 76*, 395-400.

Stevens, S.S. (1946). On the theory of scales of measurement. *Science, 103 (2684)*, 677-680.

Stone, M.H. (2003). Substantive scale construction. *Journal of Applied Measurement, 4(3)*, 282-297.

Streiner, D.L. & Norman, G.R. (1995). *Health Measurement Scales. A practical guide to their development and use*. New York : Oxford University Press.

Sultana, R. (1994). *La méthode de Brunnström : Bilan et techniques dans la rééducation des hémiplégiques et des traumatisés crâniens*. Paris : Masson.

Sunderland, A. (2000). Recovery of ipsilateral dexterity after stroke. *Stroke, 31*, 430-433.

Tenant, A., Penta, M., Tesio, L., Grimby, G., Thonnard, J.-L., Slade, A., Lawton, G., Simone, A., Carter, J., Lundgren-Nilsson, A., Tripolski, M., Ring, H., Biering-Sorensen, F., Marincek, C., Burger, H. & Phillips, S. (2004). Assessing and adjusting for cross-cultural validity of impairment and activity limitation scales through differential item functioning within the framework of the Rasch model : the PRO-ESOR project. *Medical Care, 42(1 Suppl)*, I37-I48.

Tesio, L. (1997). Disability, dependence and performance : which is which? *Europa Medicophysica, 33*, 55-57.

Traub, R.E. & Rowley, G.L. (1991). Understanding reliability. *Educational Measurement : Issues and Practical*, National Council on Measurement in Education, *10(1)*, 37-45.

Thustone, L.L. (1928a). Attitudes can be measured. *American Journal of Sociology, 33*, 529-554.

Thurstone, L.L. (1928b). The measurement of opinion. *Journal of Abnormal and Social Psychology, 22*, 415-430.

Thurstone, L.L. (1959). *The measurement of values*. Chicago : The University of Chicago Press.

Wilson, D.J., Baker, L.L. & Craddock, J.A. (1984). Functional test for the hemiparetic upper extremity. *American Journal of Occupational Therapy, 38*, 159-164.

World Health Organization (1973). *Control of stroke in the community : methodological considerations and protocol of WHO stroke register*. Geneva : World Health Organization.

World Health Organization (2001). *International Classification of Functioning, Disability and Health*. Geneva : World Health Organization.

Wright, B.D. & Panchapakesan, N. (1969). A procedure for sample-free item analysis. *Educational and Psychological Measurement*, *29*, 23-48.

Wright, B.D. & Douglas, G.A. (1977a). Best procedures for sample-free item analysis. *Applied Psychological Measurement*, *1(2)*, 281-295.

Wright, B.D. & Douglas, G.A. (1977b). Conditional versus unconditional procedures for sample-free item analysis. *Educational and Psychological Measurement*, *37*, 573-586.

Wright, B.D. & Stone, M.H. (1979). *Best Test Design*. Chicago : MESA Press.

Wright, B.D. & Masters, G.N. (1982). *Rating Scale Analysis*. Chicago : MESA Press.

Wright, B.D. (1991). Diagnosing misfit. *Rasch Measurement Transactions*, *5(2)*, 156.

Wright, B.D., Linacre, J.M., Gustafson, J.-E. & Martin-Löf, P. (1994). Reasonable mean-square fit values. *Rasch Measurement Transactions*, *8(3)*, 370.

Wright, B.D. (1998). Estimating measures for extreme scores. *Rasch Measurement Transactions*, *12(2)*, 632.

Wright, B.D. (1999a). Fundamental Measurement for Psychology. In S.E. Embretson, S.L. Hershberger (Eds), *The new rules of measurement*. Mahwah : Lawrence Erlbaum Associates. Chapter 4, 65-104.

Wright, B.D. (1999b). Model selection : rating scale or partial credit? *Rasch Measurement Transactions*, *12(3)*, 641-642.

Yelnik, A., Bonan, I., Debray, M., Lo, E., Gelbert, F. & Bussel, B. (1996). Changes in the execution of a complex manual task after ipsilateral ischemic cerebral hemispheric stroke. *Archives of Physical and Medicine Rehabilitation*, *77*, 806-810.

Ziebland, S., Fitzpatrick, R. & Jenkinson, C. (1993). Tacit models of disability underlying health status instruments. *Social science & medicine*, *37*, 69-75.

Glossaire des principaux symboles

Symboles	**Signification**
β_{CI}	Capacité moyenne des personnes pour chaque classe d'intervalle
B_n	Le paramètre qui caractérise la personne n
β_n	Localisation de la personne n
$(\beta_n - \delta_i)$	Différence entre les localisations de la personne n et de l'item i
D_i	Paramètre qui caractérise l'item i
δ_i	Localisation de l'item
E	Erreur de mesure
e ou exp	Fonction exponentielle
f_{ij}	Nombre de personnes ayant réussi l'item i et ayant échoué à l'item j étant donné qu'elles ont réussi l'un des deux items seulement
F_{ij}	Nombre de personnes ayant réussi un seul des deux items de la paire i et j
G	Index de séparation des personnes
L	Nombre d'items du test
ln	Logarithme népérien
m_i	Nombre de catégories de réponses de l'item i
N	Nombre de personnes
P	Probabilité
P_{ni0}	Probabilité que la personne n obtienne un score de 0 à l'item i Probabilité d'échec pour les items dichotomiques
P_{ni1}	Probabilité que la personne n obtienne un score de 1 à l'item i Probabilité de réussite pour les items dichotomiques
P_{nik}	Probabilité que la personne n obtienne un score k à l'item i
r_n	Score total pour la personne n
R	Coefficient de fiabilité
$Résidu_{CI}$	Résidu de chaque classe d'intervalle
$Résidu_{ZSTD(CI)}$	Résidu standardisé de chaque classe d'intervalle
s_i	Score total pour l'item i
S_e	Déviation standard des erreurs de mesure
S_t	Déviation standard des scores réels
S_x	Déviation standard des scores observés
SE	Erreur standard
SD	Déviation standard / Ecart-type
$SD_{att(CI)}$	Déviation standard du score attendu pour chaque classe d'intervalle
T	Score réel
τ_{ik}	Seuil centralisé entre les catégories k-1 et k de l'item i (modèle *partial credit*)
τ_k	Seuil centralisé entre les catégories k-1 et k commun à tous les items (modèle *rating scale*)
x_{ni}	Réponse de la personne n à l'item i
X_{att}	Score attendu
$X_{att(CI)}$	Score attendu moyen pour chaque classe d'intervalle
$X_{att} \rightarrow X_{obs}$	Pourcentage de réponses pour lesquelles la catégorie de réponse attendue (c'est-à-dire la plus probable) est observée
X_{obs}	Score observé
$X_{obs(CI)}$	Score observé moyen pour chaque classe d'intervalle
$X_{obs} \rightarrow X_{att}$	Pourcentage de réponses pour lesquelles la réponse observée est la catégorie de réponse attendue (c'est-à-dire la plus probable)

Lexique Français-Anglais

Français	**Anglais**
Ajustement	Fit
Aléatoire	Random
Analyse en composantes principales des résidus (ACPR)	Principal component analysis of the residuals (PCAR)
Attribut	Attribute
Axe gradué	Continuum
Biais	Bias
Catégorie de réponse	Response category
Capacité	Ability
Carré moyen	Mean square (MNSQ)
Standardisé	Standardized (ZSTD)
Chi-Carré	Chi-Square
Ciblage	Targeting
Classe d'intervalle (CI)	Class interval (CI)
Cohérence	Coherence
Concept théorique	Construct
Continuum	Continuum
Courbe caractéristique de l'item (CCI)	Item Characteristic Curve (ICC)
Courbes de probabilité des catégories (CPC)	Category Probability Curves (CPC)
Déterministe	Deterministic
Dichotomique	Dichotomous
Difficulté d'un item	Item difficulty
Echelle	Scale
De mesure	Measurement
De réponses	Response
Discrète	Discrete
Continue	Continuous
Linéaire	Linear
Nominale, catégorielle	Nominal, categorical
Ordinale	Ordinal
D'intervalles	Interval
Proportionnelle	Ratio
Erreur	Error
Standard	Standard
De mesure	Measurement
Aléatoire	Random
Systématique	Systematic
Estimation des paramètres	Estimate / Estimation of the parameters
Etendue de mesure	Measurement range
Fiabilité	Reliability
De séparation	Separation
Test-retest	Test-Retest
Intra-examinateurs	Intra-rater/ intra-observer/ intra-examiner
Inter-examinateur	Inter-rater/ inter-observer/ inter-examiner
Cohérence interne	Internal consistency
Fonctionnement différentiel de l'item (FDI)	Differential Item Functioning (DIF)

Uniforme	Uniform
Non uniforme	Non uniform
Hiérarchie des items	Item hierarchy
Indépendance	Independence
Locale	Local
Statistique	Statistical
Index de séparation des personnes	Person separation index
Indice d'ajustement	Fit statistic
Des personnes	Person
Des items	Item
Standardisé	Standardized
Infit	Infit / Information-weighted fit statistic
Intervalle de confiance	Confidence interval
Invariance	Invariance
Item	Item
Dichotomique	Dichotomous
Polytomique	Polytomous
Latent	Latent
Linéarité	Linearity
Localisation	Location
Logit	Logit
Matrice	Matrix
Des réponses	Response
Des données	Data
Mauvais ajustement	Misfit
Mesure	Measure(ment)
Continue	Continuous
Objective	Objective
Linéaire	Linear
Modèle	Model
Probabiliste	Probabilistic
Déterministe	Deterministic
De Rasch	Rasch
De Guttman	Guttman
Logistique	Logistic
A un/deux/trois paramètre(s)	One/two/three parameter(s)
Dichotomique	Dichotomous
Polytomique	Polytomous
Rating scale	Rating scale
Partial credit	Partial credit
A plusieurs facettes	Many-facets
Multidimensionnalité	Multidimensionality
Niveaux	Strata
Objectivité spécifique	Specific objectivity
Outfit	Outfit / Outlier-sensitive fit statistic
Overfit	Overfit
Paramètre	Parameter
Partial credit	Partial credit
Pattern	Pattern
De réponses	Response
Diagonal	Diagonal
(In)Attendu	(Un)Expected
Plage de mesure	Measurement range
Plus petite différence observable	Least observable difference
Plus petite différence mesurable	Least measurable difference
Plus petite différence statistiquement significative	Least statistically significant difference
Polytomique ou Polychotomique	Polytomous ou Polychotomous

Précision	Accuracy
Première composante principale	First principal component
Probabilité	Probability
De réponses	Response
De réussite	Of success
D'échec	Of failure
Conditionnelle	Conditional
Procédure	Procedure
Inconditionnelle	Unconditional
Pairée	Paired
Processus itératif	Iterative process
Rapport de vraisemblance	Odds
Rating scale	Rating scale
Relation ogivale	Ogival relationship
Réponse	Response
(In)Attendue	(Un)Expected
Prédite	Predicted
Observée	Observed
Manquante	Missing
Dichotomique	Dichotomous
Polytomique	Polytomous
Résidu	Residual
Standardisé	Standardized
Score	Score
Attendu	Expected
Observé	Observed
Réel	True
Le plus probable	Most probable
Extrême	Extreme
Total	Total
Brut	Raw
Saturation factorielle	Factor loading
Séparation des paramètres	Parameter separation
Seuil	Threshold
Centralisé	Centralized
Décentralisé	Uncentralized
Théorie classique des tests	Traditional Test Theory (TTT)
Théorie de Réponse à l'Item (TRI)	Item Response Theory (IRT)
Trait	Trait
Underfit	Underfit
Unidimensionnalité	Unidimensionality
Unité (de mesure)	Unit (of measurement)
Validité	Validity
De contenu	Content
En référence à un critère externe	Criterion
Concomitante	Concurrent
Prédictive	Predictive
Conceptuelle / Théorique	Construct
De convergence	Convergent
De divergence	Divergent / Discriminant
Apparente	Face
De conséquence	Consequent
Variable	Variable
Variance	Variance
Observée	Observed
Réelle	True
Résiduelle	Residual

Lexique Anglais-Français

Anglais	**Français**
Ability	Capacité
Accuracy	Précision
Attribute	Attribut
Bias	Biais
Category Probability Curves (CPC)	Courbes de probabilité des catégories (CPC)
Chi-Square	Chi-Carré
Class interval (CI)	Classe d'intervalle (CI)
Coherence	Cohérence
Confidence interval	Intervalle de confiance
Construct	Concept théorique
Continuum	Continuum / Axe gradué
Deterministic	Déterministe
Dichotomous	Dichotomique
Differential Item Functioning (DIF)	Fonctionnement différentiel de l'item (FDI)
Uniform	Uniforme
Non uniform	Non uniforme
Error	Erreur
Standard	Standard
Measurement	De mesure
Random	Aléatoire
Systematic	Systématique
Estimate / Estimation of the parameters	Estimation des paramètres
Factor loading	Saturation factorielle
First principal component	Première composante principale
Fit	Ajustement
Fit statistic	Indice d'ajustement
Person	Des personnes
Item	Des items
Standardized	Standardisé
Independence	Indépendance
Local	Locale
Statistical	Statistique
Infit / Information-weighted fit statistic	Infit
Invariance	Invariance
Item	Item
Dichotomous	Dichotomique
Polytomous	Polytomique
Item Characteristic Curve (ICC)	Courbe caractéristique de l'item (CCI)
Item difficulty	Difficulté d'un item
Item hierarchy	Hiérarchie des items
Item Response Theory (IRT)	Théorie de Réponse à l'Item (TRI)
Iterative process	Processus itératif
Latent	Latent
Least measurable difference	Plus petite différence mesurable

Least observable difference	Plus petite différence observable
Least statistically significant difference	Plus petite différence statistiquement significative
Linearity	Linéarité
Location	Localisation
Logit	Logit
Matrix	Matrice
Response	Des réponses
Data	Des données
Measure(ment)	Mesure
Continuous	Continue
Objective	Objective
Linear	Linéaire
Measurement range	Etendue de mesure / Plage de mesure
Mean square (MNSQ)	Carré moyen
Standardized (ZSTD)	Standardisé
Misfit	Mauvais ajustement
Model	Modèle
Probabilistic	Probabiliste
Deterministic	Déterministe
Rasch	De Rasch
Guttman	De Guttman
Logistic	Logistique
One/two/three parameter(s)	A un/deux/trois paramètre(s)
Dichotomous	Dichotomique
Polytomous	Polytomique
Rating scale	Rating scale
Partial credit	Partial credit
Many-facets	A plusieurs facettes
Multidimensionality	Multidimensionnalité
Odds	Rapport de vraisemblance
Ogival relationship	Relation ogivale
Outfit / Outlier-sensitive fit statistic	Outfit
Overfit	Overfit
Parameter	Paramètre
Parameter separation	Séparation des paramètres
Partial credit	Partial credit
Pattern	Pattern
Response	De réponses
Diagonal	Diagonal
(Un)Expected	(In)Attendu
Person separation index	Index de séparation des personnes
Polytomous ou Polychotomous	Polytomique ou Polychotomique
Principal component analysis of the residuals (PCAR)	Analyse en composantes principales des résidus (ACPR)
Probability	Probabilité
Response	De réponses
Of success	De réussite
Of failure	D'échec
Conditional	Conditionnelle
Procedure	Procédure
Unconditional	Inconditionnelle
Paired	Pairée
Random	Aléatoire
Rating scale	Rating scale
Reliability	Fiabilité
Separation	De séparation
Test-Retest	Test-retest

Intra-rater/intra-observer/intra-examiner	Intra-examinateur
Inter-rater/inter-observer/inter-examiner	Inter-examinateurs
Internal consistency	Cohérence interne
Residual	Résidu
Standardized	Standardisé
Response	Réponse
(Un)Expected	(In)Attendue
Predicted	Prédite
Observed	Observée
Missing	Manquante
Dichotomous	Dichotomique
Polytomous	Polytomique
Response category	Catégorie de réponse
Scale	Echelle
Measurement	De mesure
Response	De réponses
Discrete	Discrète
Continuous	Continue
Linear	Linéaire
Nominal, categorical	Nominale, catégorielle
Ordinal	Ordinale
Interval	D'intervalles
Ratio	Proportionnelle
Score	Score
Expected	Attendu
Observed	Observé
True	Réel
Most probable	Le plus probable
Extreme	Extrême
Total	Total
Raw	Brut
Specific objectivity	Objectivité spécifique
Strata	Niveaux
Sufficient statistics	Statistiques suffisantes
Targeting	Ciblage
Threshold	Seuil
Centralized	Centralisé
Uncentralized	Décentralisé
Traditional Test Theory (TTT)	Théorie classique des tests
Trait	Trait
Underfit	Underfit
Unidimensionality	Unidimensionnalité
Unit (of measurement)	Unité (de mesure)
Validity	Validité
Content	De contenu
Criterion	En référence à un critère externe
Concurrent	Concomitante
Predictive	Prédictive
Construct	Conceptuelle / Théorique
Convergent	De convergence
Divergent / Discriminant	De divergence
Face	Apparente
Consequent	De conséquence
Variable	Variable
Variance	Variance
Observed	Observée
True	Réelle
Residual	Résiduelle

Table des matières

Imprimé en Belgique par Pierre Mardaga éditeur, Liège.

CHEZ LE MÊME ÉDITEUR

PSYCHOLOGIE ET SCIENCES HUMAINES
collection publiée sous la direction de MARC RICHELLE

1 Dr Paul Chauchard : LA MAITRISE DE SOI. *9e éd.*
7 Paul-A. Osterrieth : FAIRE DES ADULTES. *21e éd.*
9 Daniel Widlöcher : L'INTERPRETATION DES DESSINS D'ENFANTS. *13e éd.*
11 Berthe Reymond-Rivier : LE DEVELOPPEMENT SOCIAL DE L'ENFANT ET DE L'ADOLESCENT. *13e éd.*
22 H.T. Klinkhamer-Steketée : PSYCHOTHERAPIE PAR LE JEU. *4e éd.*
24 Marc Richelle : POURQUOI LES PSYCHOLOGUES? *6e éd.*
25 Lucien Israel : LE MEDECIN FACE AU MALADE. *5e éd.*
27 B.F. Skinner : LA REVOLUTION SCIENTIFIQUE DE L'ENSEIGNEMENT. *3e éd.*
38 B.-F. Skinner : L'ANALYSE EXPERIMENTALE DU COMPORTEMENT. *2e éd.*
40 R. Droz et M. Rahmy : LIRE PIAGET. *7e éd.*
42 Denis Szabo, Denis Gagné, Alice Parizeau : L'ADOLESCENT ET LA SOCIETE. *2e éd.*
43 Pierre Oléron : LANGAGE ET DEVELOPPEMENT MENTAL. *2e éd.*
49 T. Ayllon et N. Azrin : TRAITEMENT COMPORTEMENTAL EN INSTITUTION PSYCHIATRIQUE
59 Jacques Van Rillaer : L'AGRESSIVITE HUMAINE
64 X. Seron, J.L. Lambert, M. Van der Linden : LA MODIFICATION DU COMPORTEMENT
65 W. Huber : INTRODUCTION A LA PSYCHOLOGIE DE LA PERSONNALITE. *7e éd.*
66 Emile Meurice : PSYCHIATRIE ET VIE SOCIALE
68 P. Sifnéos : PSYCHOTHERAPIE BREVE ET CRISE EMOTIONNELLE
69 Marc Richelle : B.F. SKINNER OU LE PERIL BEHAVIORISTE
70 J.P. Bronckart : THEORIES DU LANGAGE
71 Anika Lemaire : JACQUES LACAN. *8e éd. revue et augmentée.*
72 J.L. Lambert : INTRODUCTION A L'ARRIERATION MENTALE
73 T.G.R. Bower : DEVELOPPEMENT PSYCHOLOGIQUE DE LA PREMIERE ENFANCE. *4e éd.*
74 J. Rondal : LANGAGE ET EDUCATION
75 Sheila Kitzinger : PREPARER A L'ACCOUCHEMENT
76 Ovide Fontaine : INTRODUCTION AUX THERAPIES COMPORTEMENTALES
77 Jacques-Philippe Leyens : PSYCHOLOGIE SOCIALE. *nouvelle édition 1997*
78 Jean Rondal : VOTRE ENFANT APPREND A PARLER *3e éd.*
79 Michel Legrand : LE TEST DE SZONDI
80 H.J. Eysenck : LA NEVROSE ET VOUS
81 Albert Demaret : ETHOLOGIE ET PSYCHIATRIE
82 Jean-Luc Lambert et Jean A. Rondal : LE MONGOLISME. *4e éd.*
84 Xavier Seron : APHASIE ET NEUROPSYCHOLOGIE
85 Roger Rondeau : LES GROUPES EN CRISE?
86 J. Danset-Léger : L'ENFANT ET LES IMAGES DE LA LITTERATURE ENFANTINE
87 Herbert S. Terrace : NIM. UN CHIMPANZE QUI A APPRIS LE LANGAGE GESTUEL
88 Roger Gilbert : BON POUR ENSEIGNER?
89 Wing, Cooper et Sartorius : GUIDE POUR UN EXAMEN PSYCHIATRIQUE
90 Jean Costermans : PSYCHOLOGIE DU LANGAGE
91 Françoise Macar : LE TEMPS, PERSPECTIVES PSYCHOPHYSIOLOGIQUES
92 Jacques Van Rillaer : LES ILLUSIONS DE LA PSYCHANALYSE. *4e éd.*
93 Alain Lieury : LES PROCEDES MNEMOTECHNIQUES
94 Georges Thinès : PHENOMENOLOGIE ET SCIENCE DU COMPORTEMENT
95 Rudolph Schaffer : COMPORTEMENT MATERNEL
96 Daniel Stern : MERE ET ENFANT, LES PREMIERES RELATIONS. *3e éd.*
98 Jean-Luc Lambert : ENSEIGNEMENT SPECIAL ET HANDICAP MENTAL
99 Jean Morval : INTRODUCTION A LA PSYCHOLOGIE DE L'ENVIRONNEMENT

100 Pierre Oleron *et al.* : SAVOIRS ET SAVOIR-FAIRE PSYCHOLOGIQUES CHEZ L'ENFANT
101 Bernard I. Murstein : STYLES DE VIE INTIME
102 Rondal/Lambert/Chipman : PSYCHOLINGUISTIQUE ET HANDICAP MENTAL
103 Brédart/Rondal : L'ANALYSE DU LANGAGE CHEZ L'ENFANT. *2e éd.*
104 David Malan : PSYCHODYNAMIQUE ET PSYCHOTHERAPIE INDIVIDUELLE
105 Philippe Muller : WAGNER PAR SES REVES
106 John Eccles : LE MYSTERE HUMAIN
107 Xavier Seron : REEDUQUER LE CERVEAU
108 Moreau/Richelle : L'ACQUISITION DU LANGAGE. *5e éd.*
109 Georges Nizard : ANALYSE TRANSACTIONNELLE ET SOIN INFIRMIER
110 Howard Gardner : GRIBOUILLAGES ET DESSINS D'ENFANTS, LEUR SIGNIFICATION. *3e éd.*
111 Wilson/Otto : LA FEMME MODERNE ET L'ALCOOL
112 Edwards : DESSINER GRACE AU CERVEAU DROIT. *9e éd.*
114 Blancheteau : L'APPRENTISSAGE CHEZ L'ANIMAL
115 Boutin : FORMATION ET DEVELOPPEMENTS
116 Húsen : L'ECOLE EN QUESTION
117 Ferrero/Besse : L'ENFANT ET SES COMPLEXES
118 R. Bruyer : LE VISAGE ET L'EXPRESSION FACIALE
119 J.P. Leyens : SOMMES-NOUS TOUS DES PSYCHOLOGUES?
120 J. Château : L'INTELLIGENCE OU LES INTELLIGENCES?
121 M. Claes : L'EXPERIENCE ADOLESCENTE
122 J. Hayes et P. Nutman : COMPRENDRE LES CHOMEURS
123 S. Sturdivant : LES FEMMES ET LA PSYCHOTHERAPIE
124 A. Pomerleau et G. Malcuit : L'ENFANT ET SON ENVIRONNEMENT
125 A. Van Hout et X. Seron : L'APHASIE DE L'ENFANT
126 A. Vergote : RELIGION, FOI, INCROYANCE
127 Sivadon/Fernandez-Zoïla : TEMPS DE TRAVAIL, TEMPS DE VIVRE
129 Hamers/Blanc : BILINGUALITE ET BILINGUISME
130 Legrand : PSYCHANALYSE, SCIENCE, SOCIETE
131 Le Camus : PRATIQUES PSYCHOMOTRICES
132 Lars Fredén : ASPECTS PSYCHOSOCIAUX DE LA DEPRESSION
133 Mount : LA FAMILLE SUBVERSIVE
135 Dailly/Moscato : LATERALISATION ET LATERALITE CHEZ L'ENFANT
136 Bonnet/Tamine-Gardes : QUAND L'ENFANT PARLE DU LANGAGE
137 Bruyer : LES SCIENCES HUMAINES ET LES DROITS DE L'HOMME
138 Taulelle : L'ENFANT A LA RENCONTRE DU LANGAGE
139 de Boucaud : PSYCHOLOGIE DE L'ENFANT ASTHMATIQUE
140 Duruz : NARCISSE EN QUETE DE SOI
143 Debuyst : MODELE ETHOLOGIQUE ET CRIMINOLOGIE
144 Ashton/Stepney : FUMER
145 Winkel *et al.* : L'IMAGE DE LA FEMME DANS LES LIVRES SCOLAIRES
146 Bideau/Richelle : PSYCHOLOGIE DEVELOPPEMENTALE
147 Schmid-Kitsikis : THEORIE CLINIQUE ET FONCTIONNEMENT MENTAL
148 Guggenbühl/Craig : POUVOIR ET RELATION D'AIDE
149 Rondal : LANGAGE ET COMMUNICATION CHEZ LES HANDICAPES MENTAUX
150 Moscato *et al.* : FONCTIONNEMENT COGNITIF ET INDIVIDUALITE
151 Château : L'HUMANISATION OU LES PREMIERS PAS DES VALEURS HUMAINES
152 Avery/Litwack : NEE TROP TOT
154 Kellens : QU'AS-TU FAIT DE TON FRERE?
155 Rondal/Henrot : LE LANGAGE DES SIGNES. *2e éd.*
156 Lafontaine : LE PARTI PRIS DES MOTS
157 Bonnet/Hoc/Tiberghien : AUTOMATIQUE, INTELLIGENCE ARTIFICIELLE ET PSYCHOLOGIE
158 Giovannini *et al.* : PSYCHOLOGIE ET SANTE
159 Wilmotte *et al.* : LE SUICIDE
160 Giurgea : L'HERITAGE DE PAVLOV

161 Ionescu : MANUEL D'INTERVENTION EN DEFICIENCE MENTALE N° 1
162 Ionescu : MANUEL D'INTERVENTION EN DEFICIENCE MENTALE N° 2
163 Pieraut-Le Bonniec : CONNAITRE ET LE DIRE
164 Huber : PSYCHOLOGIE CLINIQUE AUJOURD'HUI
165 Rondal *et al.* : PROBLEMES DE PSYCHOLINGUISTIQUE
166 Slukin : LE LIEN MATERNEL
167 Baudour : L'AMOUR CONDAMNE
168 Wilwerth : VISAGES DE LA LITTERATURE FEMININE
169 Edwards : VISION, DESSIN, CREATIVITE. *3e éd.*
170 Lutte : LIBERER L'ADOLESCENCE
171 Defays : L'ESPRIT EN FRICHE
172 Broome Walace : PSYCHOLOGIE ET PROBLEMES GYNECOLOGIQUES
173 Aimard : LES BEBES DE L'HUMOUR
174 Perruchet : LES AUTOMATISMES COGNITIFS
175 Bawin-Legros : FAMILLES, MARIAGE, DIVORCE
176 Pourtois/Desmet : EPISTEMOLOGIE ET INSTRUMENTATION EN SCIENCES HUMAINES. *2e éd.*
177 Sloboda : L'ESPRIT MUSICIEN
178 Fraisse : POUR LA PSYCHOLOGIE SCIENTIFIQUE
179 Ruffiot : PSYCHOLOGIE DU SIDA
180 McAdams/Deliège : LA MUSIQUE ET LES SCIENCES COGNITIVES
181 Argentin : QUAND FAIRE C'EST DIRE...
182 Van der Linden : LES TROUBLES DE LA MEMOIRE
183 Lecuyer : BEBES ASTRONOMES, BEBES PSYCHOLOGUES : L'INTELLIGENCE DE LA 1re ANNEE
184 Immelmann : DICTIONNAIRE DE L'ETHOLOGIE
186 Fontana : GERER LE STRESS
187 Bouchard : DE LA PHENOMENOLOGIE A LA PSYCHANALYSE
188 Chanceaulme : MOURIR, ULTIME TENDRESSE
189 Rivière : LA PSYCHOLOGIE DE VYGOTSKY
190 Lecoq : APPRENTISSAGE DE LA LECTURE ET DYSLEXIE
191 de Montmolin/Amalberti/Theureau : MODELES DE L'ANALYSE DU TRAVAIL
193 Grégoire : EVALUER L'INTELLIGENCE DE L'ENFANT
194 Gommers/van den Bosch/de Aguilar : POUR UNE VIEILLESSE AUTONOME
195 Van Rillaer : LA GESTION DE SOI
196 Lecas : L'ATTENTION VISUELLE
197 Macquet : TOXICOMANIES ET FORMES DE LA VIE QUOTIDIENNE
198 Giurgea : LE VIEILLISSEMENT CEREBRAL
199 Pillon : LA MEMOIRE DES MOTS
200 Pouthas/Jouen : LES COMPORTEMENTS DU BEBE : EXPRESSION DE SON SAVOIR ?
201 Montangero/Maurice-Naville : PIAGET OU L'INTELLIGENCE EN MARCHE
202 Colin A. Epsie : LE TRAITEMENT PSYCHOLOGIQUE DE L'INSOMNIE
203 Samalin-Amboise : VIVRE A DEUX
204 Bourhis/Leyens : STEREOTYPES, DISCRIMINATION ET RELATIONS INTERGROUPES
205 Feltz/Lambert : ENTRE LE CORPS ET L'ESPRIT
206 Francès : MOTIVATION ET EFFICIENCE AU TRAVAIL
207 Houziaux : EDUCATION DU PATIENT ET ORDINATEUR
208 Roques : SORTIR DU CHOMAGE
209 Bléandonu : L'ANALYSE DES REVES ET LE REGARD MENTAL
210 Born/Delville/Mercier/Snad/Beeckmans : LES ABUS SEXUELS D'ENFANTS
211 Siguan : L'EUROPE DES LANGUES
212 de Bonis : CONNAITRE LES EMOTIONS HUMAINES
213 Retschitzki/Gurtner : L'ENFANT ET L'ORDINATEUR
214 Leyens/Yzerbyt/Schadron : STEREOTYPES ET COGNITION SOCIALE
215 Tiberghien : LA MEMOIRE OUBLIEE
216 Wynants : L'ORTHOGRAPHE, UNE NORME SOCIALE
217 Rondal : L'EVALUATION DU LANGAGE
218 Moreau : SOCIOLINGUISTIQUE, CONCEPTS DE BASE

219 Rouquette : LA CHASSE À L'IMMIGRÉ
220 Grubar/Duyme/Cote *et al.* : LA PRÉCOCITÉ INTELLECTUELLE DE LA MYTHOLOGIE À LA GÉNÉTIQUE. *2e éd.*
221 Pomini *et al.* : THÉRAPIE PSYCHOLOGIQUE DES SCHIZOPHRÉNIES
222 Houdé *et al.* : DESCARTES ET SON ŒUVRE AUJOURD'HUI
223 Richelle : DÉFENSE DES SCIENCES HUMAINES
224 Leclercq : POUR UNE PÉDAGOGIE UNIVERSITAIRE DE QUALITÉ
225 Gillis : L'AUTISME ATTRAPÉ PAR LE CORPS
226 Pithon : LES TENDANCES ACTUELLES DE L'INTERVENTION PRÉCOCE EN EUROPE
227 Montangero : RÊVE ET COGNITION
228 Stern : LA FICTION PSYCHANALYTIQUE
229 Grégoire : L'ÉVALUATION CLINIQUE DE L'INTELLIGENCE DE L'ENFANT
230 Otte : LES ORIGINES DE LA PENSÉE
231 Rondal : LE LANGAGE : DE L'ANIMAL AUX ORIGINES DU LANGAGE HUMAIN
232 Gauthier : POUVOIR ET LIBERTÉ EN POLITIQUE - ACTUALITÉ DE SPINOZA
233 Zazzo : UNE MÉMOIRE POUR DEUX
234 Rondal : APPRENDRE LES LANGUES
235 Keller : PERCEVOIR : MONDE ET LANGAGE
236 Richard : PSYCHIATRIE GÉRIATRIQUE
237 Roussiau/Bonardi : LES REPRÉSENTATIONS SOCIALES
238 Liénard : L'INSERTION : DÉFI POUR L'ANALYSE, ENJEU POUR L'ACTION
239 Santiago-Delefosse : PSYCHOLOGIE DE LA SANTÉ
240 Grosjean : VICTIMISATION ET SOINS DE SANTÉ
241 Edwards : DESSINER GRÂCE AU CERVEAU DROIT
242 Borillo/Goulette : COGNITION ET CRÉATION
243 Ranwet : VICTIMES D'AMOUR
244 Bénesteau : MENSONGES FREUDIENS
245 Jacob : LA CURIOSITÉ
246 Coquelle : LE PSY ET LE POLITIQUE
247 Colletta : LES ÉMOTIONS
248 Mantz-Le Corroller : QUAND L'ENFANT DE SIX ANS DESSINE SA FAMILLE
249 Rosier : PSYCHOLOGIE DE LA PERSONNALITÉ
250 Bourguignon : QUESTIONS ÉTHIQUES EN PSYCHOLOGIE
251 Defays : LE FRANÇAIS LANGUE ÉTRANGÈRE ET SECONDE
252 Emilien : L'ANXIÉTÉ SOCIALE
253 Henriques : LA FORMATION DES RAISONS
254 Colletta : LE DÉVELOPPEMENT DE LA PAROLE CHEZ L'ENFANT ÂGÉ DE 6 À 11 ANS

Manuels et Traités

Droz-Richelle : MANUEL DE PSYCHOLOGIE. *5e éd.*
Rondal-Esperet : MANUEL DE PSYCHOLOGIE DE L'ENFANT. *Nlle éd.*
Rondal-Seron : LES TROUBLES DU LANGAGE. *Nlle éd.*
Fontaine-Cottraux-Ladouceur : CLINIQUES DE THERAPIE COMPORTEMENTALE. *2e éd.*
Godefroid : LES CHEMINS DE LA PSYCHOLOGIE. *2e éd.*
Seron-Jeannerod : NEUROPSYCHOLOGIE HUMAINE. *2e éd.*

Imprimé en Belgique par Pierre Mardaga, Liège.

Made in the USA
Las Vegas, NV
16 March 2026

43724875R00108